U0725955

第 3 辑

中西医结合慢性病防治指导与自我管理丛书

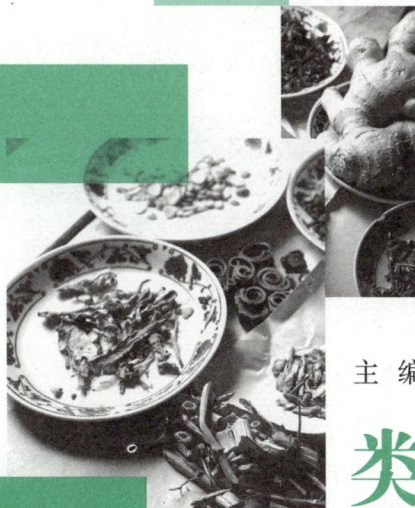

主 编 ⊙ 钱 先 陈剑梅

类风湿关节炎

人民卫生出版社

图书在版编目（CIP）数据

类风湿关节炎/钱先,陈剑梅主编. —北京:人民卫生出版社,2018
（中西医结合慢性病防治指导与自我管理丛书）
ISBN 978-7-117-26549-2

Ⅰ.①类… Ⅱ.①钱…②陈… Ⅲ.①类风湿性关节
炎—中西医结合—防治 Ⅳ.①R593.22

中国版本图书馆 CIP 数据核字（2018）第 088500 号

人卫智网　www.ipmph.com　医学教育、学术、考试、健康，
购书智慧智能综合服务平台
人卫官网　www.pmph.com　人卫官方资讯发布平台

类风湿关节炎

主　　编：钱　先　　陈剑梅
出版发行：人民卫生出版社（中继线 010-59780011）
地　　址：北京市朝阳区潘家园南里 19 号
邮　　编：100021
E - mail：pmph @ pmph.com
购书热线：010-59787592　010-59787584　010-65264830
印　　刷：北京铭成印刷有限公司
经　　销：新华书店
开　　本：787×1092　1/32　印张：4
字　　数：65 千字
版　　次：2018 年 6 月第 1 版　2018 年 6 月第 1 版第 1 次印刷
标准书号：ISBN 978-7-117-26549-2/R·26550
定　　价：22.00 元

类风湿关节炎

主　编　钱　先　陈剑梅

副主编　郭　峰　韩善夯　许　超　史潇璐

编　者（按姓氏笔画为序）

王　庆　叶超然　史潇璐

冯小可　许　超　许满秀

沈　健　陈剑梅　钱　先

钱祎灵　郭　峰　郭云柯

韩善夯　谢　榆

前　言

　　类风湿关节炎是常见病、多发病。我国成人患病率为 0.2%~0.4%，农村高于城市。按调查显示的发病率推断，我国目前的类风湿关节炎患者人数有 500 万之多。关节病是目前我国肢体致残的两大主要原因之一，远远高于脑血管病及外伤等原因，而在这些关节病中类风湿关节炎的致残率高居首位。但由于对类风湿关节炎仍然存在知晓率低、就诊率低、治疗率低的"三低状况"，许多患者不能在疾病早期得到积极诊治。这不仅危害患者的生命健康，也给患者的家庭带来沉重的经济负担，严重影响到人们的生活质量。

　　类风湿关节炎是慢性病，患者常需长期服用药物。患者需要对疾病有基本系统的认识，而且在平时的治疗及饮食起居中也有诸多需要注意的细节之处，但是在和医生的接触中患者很难有充足的时间与其进行沟通和交流。如果患者对自身的疾病没有足够深入的认识，将会影响疾病的治疗和预后效果。所以，对患者进行疾病相关知识的普及显得尤为重要。

《类风湿关节炎》一书由长期在临床一线工作的风湿科专科医师和药师撰写，旨在对广大类风湿关节炎患者普及类风湿关节炎的相关基础知识，帮助其走出常见的误区，使其更好地了解自己的病情并配合医生治疗，使病情得到最大程度的缓解。

衷心感谢全体编写人员在繁忙工作之余，鼎力支持本书的撰写。本书的编写工作也得到了人民卫生出版社编辑老师的精心指导，在此一并表示感谢。由于时间仓促，水平有限，未得精雕细琢，书中的不当之处，殷切希望读者和同道们批评指正！

最后祝愿广大类风湿关节炎患者早日康复！

编　者
2018年1月

目　　录

第一章
基础知识导航

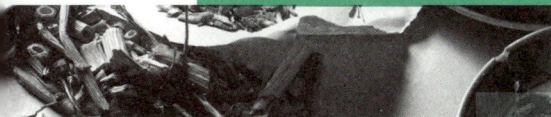

第一节 类风湿关节炎的概念

　　类风湿关节炎是最常见的炎性关节病，是一种以对称性多关节炎为主要表现的异质性、慢性、全身性自身免疫病，以侵犯四肢可动关节为主。基本病理改变为滑膜炎，关节滑膜异常增生形成绒毛状突入关节腔，侵蚀关节软骨、软骨下骨、韧带、肌腱等组织，破坏关节软骨、骨和关节囊，最终导致关节畸形和功能丧失，是使患者丧失劳动能力和致残的主要原因之一。

第二节 类风湿关节炎的易患人群与发病率

　　流行病学资料显示，类风湿关节炎可发生于任何年龄，80%发病于35～50岁，女性发病率较高，约是男性患者的3倍。其患病率占世界总人口数的0.5%～1%，我国类风湿关节炎的患病率略低，约为0.32%～0.36%。

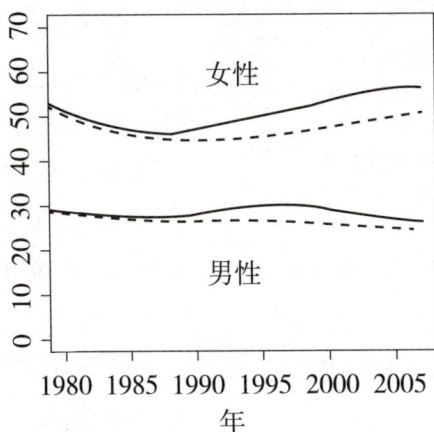

每100,000人口中不同年龄段类风湿关节炎的发病率
（Cynthia S. Crowson，Eric L. Matteson，John M. Davis，et al. Gabriel
Contribution of obesity to the rise in incidence of rheumatoid arthritis ［J］.
Arthritis Care & Research，2013，65：71‐77. ）

第三节　类风湿关节炎的发病机制

　　类风湿关节炎是遗传、环境及免疫系统紊乱等因素综合作用的结果，其病因研究迄今为止尚无定论，但单独一项均不足以导致疾病的完全发生。研究显示，患有其他自身免疫性疾病、一级亲属中有类风湿关节炎患者、久居阴冷潮湿环境、吸烟、各类病原菌感染、产后、从未妊娠等人群易患类风湿关节炎。

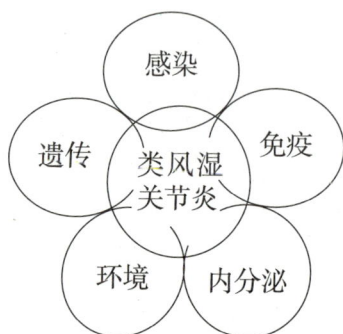

抗原介导，多因素参与

流行病学调查显示，类风湿关节炎患者的一级亲属发生类风湿关节炎的概率为11%，单卵双生子同时患类风湿关节炎的概率为12%～30%，而双卵孪生子同时患类风湿关节炎的概率为4%，基因对类风湿关节炎的易感性和疾病严重程度具有重要作用。

某些环境因素与类风湿关节炎的易感性相关，在部分人群中吸烟是最明确的因素，其具体作用机制尚不清楚，可能与刺激呼吸道的天然免疫系统有关。在吸烟者的支气管肺泡灌洗液中发现了瓜氨酸肽，这可能刺激了抗瓜氨酸肽抗体的产生，而抗瓜氨酸肽抗体与类风湿关节炎的发生密切相关。

潜在的病原体可能通过多种机制诱发本病，包括直接感染滑膜、病原体的某些成分与识别受体结合后激活了天然免疫；或者通过分子模拟机制诱导了自身适应性免疫反应的发生。类风湿关节炎可能的感染性病因有：支原体、细小病毒B19、反转录病毒、EB病毒、巨细胞病毒、单纯疱疹病毒、风疹病毒和风疹疫苗、肠道细菌、分枝杆菌、细菌细胞壁等。

免疫紊乱被认为是类风湿关节炎主要的发病机制，以活化的$CD4^+$ T细胞和MHC–Ⅱ型阳性的抗原递呈细胞浸润滑膜关节为特点。滑膜关节组织的某些特殊成分或体内产生的内源性物质也可能作为自身抗原被抗原递呈细胞呈递活化的$CD4^+$ T细胞，启动特异性免疫应答，导致相应的关节炎症状。类风湿因子（rheumatoid factor，RF）可以通过经典途径固定并激活补体，已有确凿证据证明受累关节局部有补体的产生，这直接证明了自身免疫参与了类风湿关节炎的发病过程。

研究发现，类风湿关节炎患者可以合成与瓜氨酸肽结合的免疫球蛋白，及抗瓜氨酸肽抗体，这种抗体的出现对于评价预后具有重要作用。与类风湿因子相似，抗瓜氨酸肽抗体在临床关节炎症状出现之前即可出现，因此可以作为免疫高反应性和亚临床炎症的标志物。抗瓜氨酸肽抗体也可由滑膜组织中的B细胞产生，并能在滑液中检出。这种抗体的出现提示疾病更具有侵蚀性，破坏骨和软骨组织。

另外如Ⅱ型胶原、糖蛋白39、软骨连接蛋白、免疫球蛋白等自身抗原及某些细胞因子如白细胞介素、肿瘤坏死因子–α、巨噬细胞和成纤维细胞生长因子、集落刺激因子、趋化因子等亦参与了类风湿关节炎的发病过程，介导炎症损伤，促进了类风湿关节炎的发生。

总之，类风湿关节炎病因多样，机制复杂，各种因素综合作用，最终导致关节炎症的产生。

第四节　类风湿关节炎的临床表现

类风湿关节炎是一种以累及手足小关节为主的对称性炎性关节炎，亦可累及大关节，常有软骨破坏和骨质侵蚀。未控制的滑膜炎可导致关节畸形、功能丧失，甚至增加死亡率；其全身表现主要包括血管炎、类风湿结节、肺和眼部病变。类风湿关节炎病情差异较大，轻者仅表现为短暂、轻微的少关节炎，重者表现为急剧进行性加重的多关节炎，并伴发其他系统损害。

一、关　节　表　现

1. 常见的受累关节

类风湿关节炎多为四肢小关节对称性肿痛，偶尔呈游走不定的多关节肿痛，以近端指间关节、掌指关节、腕关节及跖趾关节最为常见；其次为肘、肩、膝、踝、颈、颞颌及髋关节等；远端指间关节及脊柱、骶髂关节极少受累。

受累关节活动期因炎症充血、水肿而出现肿胀、压痛和僵硬等症状。

2. 关节肿痛特点

关节疼痛以夜间、晨起或关节启动时为著，严重时疼痛可向关节周围放射。

慢性期则多呈梭形肿胀，伴或不伴关节肌肉萎缩；晚期常见关节畸形，如关节脱位，手指尺侧偏斜，近端指间关节过伸远端指间关节屈曲形成"天鹅颈"样畸形，近端指间关节屈曲远端指间关节过伸形成"纽扣花"样畸形，掌指关节肿大屈曲呈峰谷畸形，膝关节外翻，腕、肘、膝、踝关节纤维性或骨性强直等，关节活动受限，甚至完全丧失功能，生活不能自理。

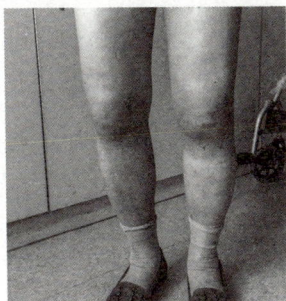

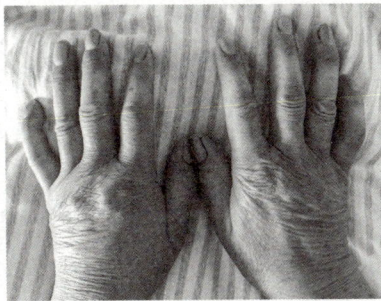

双膝关节肿胀　　　双手部分近指关节肿胀

早期关节软组织肿胀、发僵

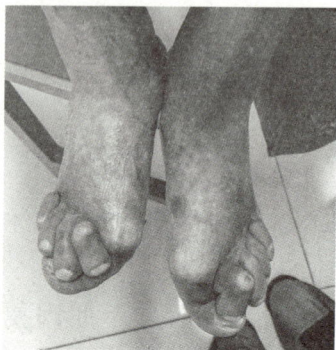

双足踇外翻、趾间关节畸形　　双手指畸形

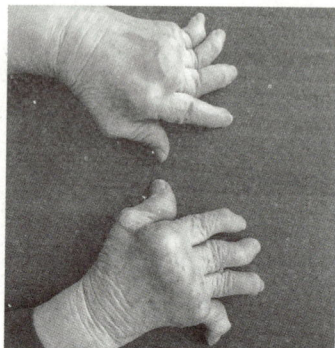

晚期关节脱位、畸形、强直

二、关节外表现

1. 皮肤表现

15%～20%的类风湿关节炎患者可出现皮下结节，称为类风湿结节，单个或数个，质地软硬不等，无触压痛或仅轻度压痛，常见于关节的伸侧面或受压部位的皮下，如鹰嘴突和尺骨近端，出现于内脏，如心、肺、眼、椎体、脑膜等处的类风湿结节，常引起相应的症状。

当关节腔积液流入滑囊后可出现相应部位的皮下囊肿，以膝关节的腘窝囊肿最为常见，又称Baker's囊肿。类风湿关节炎皮肤病变还包括皮肤易碎擦伤、甲床皱襞及指垫部碎片状棕色梗死出血、手掌红斑、下肢或骶部溃疡，严重者可见单发或多发的指端坏疽等。

类风湿结节亦可发生于内脏及其他组织中（如眼、胸膜、心包膜及肺、心脏等，称为深部结节）。

2. 肺部表现

肺部受累表现为胸膜炎或弥漫性间质性肺炎，广泛的类风湿关节炎胸膜病变可引起小到中量胸腔积液，胸腔积液多为渗出液；并发肺间质纤维化时，肺功能顺应性下降；累及肺泡时可出现细支气管炎、呼吸困难、呼吸衰竭甚至死亡；还可出现肺动脉高压及肺小气道功能障碍等。

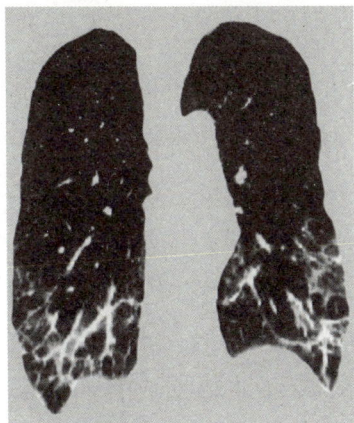

肺间质病变胸部高分辨CT
冠状位

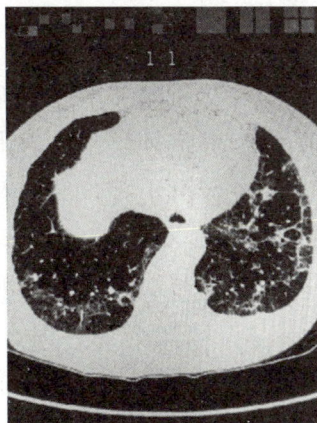

肺间质病变胸部高分辨
CT横断位

3．心脏表现

类风湿关节炎的心血管并发症形式多样，如心肌梗死、充血性心力衰竭、心包炎、心内膜炎、动脉粥样硬化等，偶尔可有心包填塞。有时类风湿结节出现于心肌、心瓣膜，引起传导阻滞、瓣膜关闭不全。

4．肾脏表现

类风湿关节炎很少累及肾脏，其出现肾损害的原因多为治疗而间接受损。淀粉样变是类风湿关节炎患者一种罕见的并发症，滥用水杨酸及其他非甾体抗炎药可致其发生；金制剂和青霉胺治疗可导致膜性肾病。

5．眼部表现

与类风湿关节炎疾病直接相关的眼部损害是巩膜炎和巩膜外层炎，这与滑膜病变及类风湿结节相关。患者可出现巩膜外层炎、巩膜炎、巩膜软化甚至穿孔等；眼底血管炎可引起视力障碍或失明。

当并发干燥综合征时可出现干燥性角结膜炎。

6．神经系统表现

可出现单个或多个肢体局部性感觉缺失、垂腕征、垂足征或腕管综合征。寰枢关节受累时轻则出现颈肌无力、进行性步态异常及颈部疼痛、活动受限等；重则损伤脊神经出现截瘫、甚至死亡等危重情况。硬脑膜类风湿结节可致脑膜刺激征。

7. 肿瘤

类风湿关节炎患者患恶性肿瘤的风险增加，某些亚群的患者发生淋巴瘤的危险性增加。类风湿关节炎患者发生霍奇金淋巴瘤、非霍奇金淋巴瘤和白血病的概率是正常人的 2 ~ 3 倍，这与免疫抑制剂的使用无关。部分资料显示接受肿瘤坏死因子抑制剂治疗的类风湿关节炎患者发生实体瘤的风险增加，然而对类风湿关节炎患者癌症发病率影响的几项评估表明，肿瘤坏死因子抑制剂的致癌作用即使存在，其影响也是很小的，多发生在长期使用后。

8. 血液系统损害

大部分类风湿关节炎患者有轻度贫血症状，多为正细胞正色素性的，且与血沉（erythrocyte sedimentation rate，ESR）升高和病情活动有关。血小板增多亦非常常见，与类风湿关节炎的关节外表现和疾病活动性明显相关。如患者出现典型的单克隆 γ-球蛋白升高则提示预后不佳，该类患者淋巴瘤或骨髓瘤的发病率较高。

9. 其他

除上述系统表现外，活动期类风湿关节炎还可出现低热、浅表淋巴结肿大、肝脾肿大、体重减轻、食欲减退、抑郁、听力下降等关节外症状。

第五节　类风湿关节炎的分类标准

类风湿关节炎的诊断必须依据有效的病史、体格检查、实验室检查，并排除其他疾病。任何一项单一特征或实验室检查均不能确诊为类风湿关节炎。目前临床采用的类风湿关节炎诊断标准主要有两个，一是1988年美国风湿病协会修订的类风湿关节炎分类标准（表1-1），其诊断特异性较强，但当符合该诊断标准时患者往往病情已经较重，易延误治疗时机；另为2009年美国风湿病学会（ACR）会议提出的类风湿关节炎最新分类标准（表1-2），该标准对早期类风湿关节炎诊断价值较高，但敏感性高，二者各有其优劣。

表1-1　1987年美国风湿病协会（ARA）类风湿关节炎
　　　　　分类标准

---

1. 晨僵　关节及其周围晨僵持续至少1小时（病程≥6周）
2. 3个或3个以上关节区的关节炎　医生观察到下列14个关节区域（双侧近端指间关节、掌指关节、腕、肘、膝、踝及跖趾关节）中，至少有3个关节区有软组织肿胀或积液（并非骨性肥厚或增生）（病程≥6周）
3. 手关节炎　腕、掌指或近端指间关节区中，至少有一个区域肿胀（病程≥6周）

---

4. 对称性关节炎　两侧关节区同时受累（双侧近端指间关节、掌指关节及跖趾关节受累时，不要求绝对对称）（病程≥6周）

5. 类风湿结节　医生观察到在骨突部位，伸肌表面或关节旁的皮下结节

6. 类风湿因子阳性　任何检测方法证明血清类风湿因子含量异常，而该方法在正常人群中的阳性率小于5%

7. 放射学改变　在手和腕的后前位相上有典型的类风湿关节炎放射学改变，必须包括骨质侵蚀或受累关节及其邻近部位有明确的骨质脱钙

注：以上7条满足3条或3条以上并排除其他关节炎即可诊断为类风湿关节炎

（Cynthia S. Crowson, Eric L. Matteson, John M. Davis III, et al. Gabriel Contribution of obesity to the rise in incidence of rheumatoid arthritis.［J］*Arthritis Care & Research*. 2013：65：71－77）

表1-2　2010年ACR/EULAR关于类风湿关节炎的分类标准

关节受累情况	受累关节数	得分（0~5分）
中大关节	1	0
	2~10	1
小关节	1~3	2
	4~10	3
至少1个为小关节	>10	5

续表

血清学	0～3分
RF或抗CCP抗体均阴性	0
RF或抗CCP抗体至少1项低滴度阳性（超过正常值上限，但不超过3倍正常值上限）	2
RF或抗CCP抗体至少1项高滴度阳性（超过3倍正常值上限）	3
滑膜炎持续时间	0～1分
＜6周	0
＞6周	1
急性时相反应物	0～1分
CRP及ESR均正常	0
CRP或ESR增高	1

关节炎定义：关节肿胀或压痛。

受累关节中远端指间关节、第一腕掌关节和第一跖趾关节除外；

大关节包括肩、肘、髋、膝关节；

小关节包括近端指间关节、腕关节、第2～5跖趾关节。

为了解患者的关节功能及生活质量，目前多采用如下关节功能分级方法：

Ⅰ级：能完成日常生活而无工作障碍；

Ⅱ级：能从事正常活动，但有一个或多个关节活动受限或不适；

Ⅲ级：能进行部分日常活动或生活部分自理；

Ⅳ级：大部分或完全丧失活动能力，长期卧床或依靠轮椅，生活不能自理。

第六节 特殊类型类风湿关节炎

1. 缓和的血清阴性对称性滑膜炎伴凹陷性水肿综合征（syndrome of remitting seronegative symmetric synovitis with pitting edema，RS3PE）

以屈（伸）肌腱鞘滑膜的炎症为主，好发于60岁以上老年男性，临床表现为突然发作的手足背凹陷性水肿、腕关节滑囊炎和屈肌腱鞘炎，以疼痛和晨僵为主要表现。双侧肘、肩、髋、膝、踝及足关节均可受累。全身表现可有乏力、发热、体重减轻、皮疹和肌肉疼痛等。患者类风湿因子、抗核抗体阴性，血沉增快、C反应蛋白升

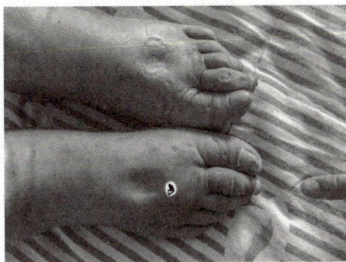

缓和的血清阴性对称性滑膜炎伴凹陷性水肿综合征

高，低白蛋白血症、轻度贫血等，X线检查无关节骨质破坏。患者常对小剂量激素治疗敏感，预后良好，但也可能发展为类风湿关节炎及其他结缔组织病。该类患者应长期随诊，以防病情发生变化。

2. 回纹型风湿症

以急性关节炎的反复发作为特征，多以单关节起病，数小时内波及多关节。好发于手指、腕、肩、膝及踝关节，出现关节及关节周围组织的红、肿、热、痛现象，症状在数小时至1周内完全消退，2年内发作5次以上，发作间歇期无任何症状，故称为"回纹型风湿症"，又称为"复发型风湿症"。本病少数患者可自行缓解，多数患者反复发作，但不发生永久性滑膜炎或关节损伤。全身症状较少出现，关节症状发作时血沉多升高，约半数患者类风湿因子阳性，抗核抗体多阴性。

3. Felty综合征

典型的三联征是关节炎、脾肿大及中性粒细胞减少，多伴有发热、淋巴结肿大、贫血、血小板减少、血沉增快、血培养阴性及体重减轻。大部分患者类风湿因子高滴度阳性；部分患者伴肝大，可有乙肝表面抗原阳性，但肝功能正常。

4. 类风湿血管炎

发生率约小于1%，是重症RA的表现之一，临床较少见，多见于类风湿因子阳性、病程较久的类风湿关节炎患者。任何大小血管均可受累，以中、小动脉受累更为常见（如阻塞性终末动脉炎最多见）。可出现皮肤、神经系统、心、肺、肾、胃肠道等系统损害，其中皮肤静脉炎最为常见。一般认为，踝部皮肤的深溃疡是类风湿血管炎的标志，直径多＞1cm，边缘不规则。

第七节 类风湿关节炎的危害性

1. 影响关节功能

类风湿关节炎急性期患者可出现关节肿痛、晨僵，影响日常生活。病程日久，尤其是未接受正规治疗的患者，关节出现破坏、畸形、固定，导致患者残疾，失去自理能力，生活质量严重下降。

2. 系统损害

类风湿关节炎并发心、肺、眼、肾、神经系统等损害时，出现相应的临床表现，使病情复杂化，增加医疗费用。

3. 增加感染发生率

类风湿关节炎患者常需使用糖皮质激素、免疫抑制剂、生物制剂等，这些药物使用后患者可出现免疫力下降，容易继发各类感染，影响生活质量。

4. 增加死亡率

研究显示，类风湿关节炎患者的预期寿命中位数低于对照人群。感染、肾病、呼吸衰竭是导致类风湿关节炎患者死亡率上升的主要原因。

第八节　类风湿关节炎的自我诊断

类风湿关节炎的基本病理改变是滑膜炎，但表现为周围关节急性滑膜炎的患者只有一部分发展为类风湿关节炎，而临床表现为慢性持续性滑膜炎有可能进展为类风湿关节炎。因此当出现以下情况时需警惕类风湿关节炎的可能：

1. 持续的滑膜炎症。患者的四肢关节尤其是小关节出现肿胀、压痛、晨僵，持续6周以上仍不缓解者。

2. 关节骨结构出现破坏。当关节 X 线、CT 或磁共振检查可见骨皮质变薄、广泛性骨质疏松、关节间隙变窄、囊性变，甚至出现纤维性或骨性强直时需排除类风湿关节炎可能。

3. 部分患者在关节症状发作之前体内即可存在自身抗体，因此当出现抗环瓜氨酸肽抗体（抗CCP）、抗角蛋白抗体、类风湿因子阳性，血沉、C 反应蛋白升高等现象时，需行进一步专科检查以排除类风湿关节炎可能。

第二章
个人调理攻略

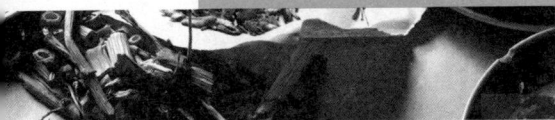

第一节 饮 食

一、类风湿关节炎患者的饮食须知

饮食是每个人日常生活中必不可少的一部分，它直接关系到人们的身体发育与健康。安排合理饮食，不仅可以增强体质、促进健康，而且还能起到辅助治疗疾病的目的。类风湿关节炎病人常常因为关节疼痛、长期服药等原因影响日常进食和消化功能，更加不利于营养的吸收。因此，类风湿关节炎患者的合理饮食就显得更为重要，除去过去吃过的能明显诱发关节炎的食物，其他食物都可以吃，且要保证营养全面、均衡。

二、类风湿关节炎患者的饮食要求

类风湿关节炎是一种慢性、消耗性疾病，因患者需常年服药，由此对消化系统产生的不良刺激，往往可导致其食欲下降、消化功能降低。如果患者的饮食营养及能量需求不能满足机体的需要，则不利于患者的康复。因此，在日常生活中，患者应注意选择富含优质蛋白质、高维生素和易消化的食物，经过合理、科学的营养搭配及适当的烹饪，保持食物良好的色香味，尽可能地提高患者的食欲，使患者在饮食中获取更多的营养及能量，具体可注意以下几点。

1. 饮食有节

该病病程较长，患者病久体虚、常年用药，且多数药物对胃肠有很强的刺激作用，因而类风湿关节炎病人易出现蛋白质、维生素不足，肌肉萎缩、贫血、骨质疏松等症状。所以在日常饮食中，可选用鱼肉、鸡鸭、蔬菜、水果等富含优质蛋白质、高维生素、高能量的食物。同时饮食应定时、适量，不能饥饱失常，应以清淡为主，以免损伤脾胃，影响患者的消化吸收功能；且食物软硬、冷热皆应适当。患者如果出现贫血，可以食用动物肝脏、瘦肉等；对于骨质疏松的患者，应补充维生素 D 和钙剂；对于趋于肥胖的病人，要适当限制高热量食物的摄入；对于服用糖皮质激素的患者，如出现水肿或血压高等并发症时，还应适当控制水分和盐的摄入。

2. 辨证施食

在大多数情况下，类风湿关节炎病人除了少数人因某些食物会引起反应或加重症状外，没有必须禁忌的特殊食品。《素问·阴阳应象大论》中提到"形不足者，温之以气，精不足者，补之以味"，说明应根据每个人的体质进行辨证施食。

体质内热者，不宜服用热性食物，如辣椒、葱、大蒜、韭菜等。

脾胃虚弱运化乏力、大便稀溏者，不宜服用阿胶、银耳等补品，食物中坚硬、生冷者及水果中的生梨等也均应少吃。

胃脘腹饱胀者，不宜多吃甜腻之物及牛奶、豆浆等闭气助胀之品；如舌苔厚腻，内湿盛者，不宜吃油腻厚味之品，如甲鱼、猪蹄等，应以清淡为宜。

3. 饮食宜忌

本病不适宜盲目忌口、进补与偏食，营养应合理、全面、均衡。但在急性活动期患者如出现关节红肿热痛症状，应限制辛辣刺激性和油腻食物的摄入。

（1）不盲目忌口与进补：因本病病程较长，患者如忌口太严，长此以往会影响营养吸收，对病情不利。如果进补太过，增加胃肠的负担，影响消化吸收功能，成为痰湿生成之源，也易加重病情。

（2）不偏食：类风湿关节炎病人除选用优质蛋白质（如牛奶、鸡蛋、鱼、豆类等）之外，还应多食新鲜蔬菜、水果（如冬瓜、山药、西红柿、苹果等）和一些粗杂粮（如玉米、高粱、薯类、燕麦片等），来补充维生素与微量元素，但这些饮食都应以胃肠能充分消化吸收，且满足人体生理需要为度。

（3）注意事项：一些食物因其对关节炎有一定的刺激作用，因此在日常生活中需格外重视。

1）少食花生、巧克力等含酪氨酸、苯丙氨酸和色氨酸的食物。因其能产生致关节炎的介质前列腺素、白三烯、酪氨酸激酶自身抗体等，导致过敏而引起关节炎加重、复发或恶化。

2）少食高胆固醇和高脂肪的食物。因其产生的酮体、花生四烯酸代谢产物等可抑制 T 淋巴细胞功能，易引起和加重关节疼痛、肿胀，并进一步导致关节破坏。

3）少食甜食，因其糖类易致过敏，且会使关节滑膜炎恶化，导致病情加重。

4）少饮酒、少吸烟、少喝咖啡和浓茶，因其都可加剧关节炎恶化。

5）适量多食蛋、鱼、虾、豆类制品、土豆、牛肉等富含组氨酸、精氨酸、核酸和胶原的食物，以及含有不饱和长链脂肪酸的鱼油等。

第二节　功能锻炼

一、类风湿关节炎患者的功能锻炼须知

凡坚持体育锻炼的人，身体都较为强壮，抗病能力较强，很少患病，其抗御风寒湿邪侵袭的能力也比一般人强。因此，类风湿关节炎病人需参加一定强度的功能锻炼来增强机体抵抗外邪的能力，同时适度的功能锻炼对改善关节功能、预防畸形、促进身体康复有积极的作用。

类风湿关节炎患者即使在疾病的进展过程中都应该进行适度的功能锻炼，主要有以下作用：保持关节灵活性，避免出现僵直挛缩；防止肌肉萎缩，保持肌肉张力；促进血液循环，改善局部营养状态；振奋精神，增强体质；有利于加强五脏六腑的气血功能。但是类风湿关节炎患者受累关节较多，各个关节恢复的快慢不一，进行关节锻炼时不能强求一致。锻炼要循序渐进，持之以恒。活动量应由小到大，活动时间由短到长，活动次数由少到多，活动方式由被动运动到主动运动，活动量及强度逐渐增加至可以耐受的程度，活动方法可依病情灵活确定。

二、不同分期类风湿关节炎患者的功能锻炼

类风湿关节炎患者进行功能锻炼是为了更好地维持和恢复患者的关节功能，但锻炼的方式、强度与时间应根据患者的年龄、病情轻重、病程等做出相应调整。

1. 急性期

应以休息、药物治疗为主，只进行受累关节的轻微活动。休息时尽可能地使关节处在接近功能位的舒适位置上，床应该结实，床中部不能下垂凹陷，以免关节变形；平卧时双脚蹬于床端横档处，预防足下垂；仰卧时用少量枕头垫于腰下，保持脊柱良好的姿势。在关节不感到明显疼痛的前提下进行轻微的关节活动锻炼，如肌肉等长收缩练习和适度关节活动度训练（ROM训练），以防止关节僵硬和肌肉萎缩。

2. 亚急性期

患者应减少休息的时间，逐渐增加锻炼量。指导患者进行肌肉等张收缩练习和主动加被动练习，如ROM练习，并鼓励患者尽量完成日常生活活动训练，逐步增强关节活动能力。

3. 慢性期

可通过按摩或采用热疗、水疗和电疗等物理因

子治疗来缓解肌肉痉挛和疼痛，以此改善关节及周围组织的血液与淋巴循环，以减轻组织的退行性变。但此期应以功能锻炼为主，尽可能增加关节活动范围和肌力、耐力，增强体质。主要有如下锻炼方法。

（1）有氧运动：适度的有氧运动能舒张肌肉，减轻关节周围组织痉挛，促进关节局部血液循环，防止炎性物质堆积，促进炎症消散。它不仅能增加患者的关节活动度，提高肌力，改善心肺功能，也可以改善患者的心理障碍。有氧运动方法目前不统一，需针对患者具体耐受情况进行选择。如功率自行车、跑步机、水上运动、跳舞、步行、户外跑步等。

（2）抗阻力运动：目前在类风湿关节炎患者中应用较多的主要为增强肌力运动及耐力训练。如类风湿关节炎侵袭膝关节时，常易引起股四头肌肌力下降，宜做直腿抬高运动，取仰卧位，在膝伸展的情况下做下肢的抬高运动，可以起到增强股四头肌和髂腰肌肌力的目的。

（3）关节体操：能使各关节维持自身的活动度，防止因为疾病破坏关节影响日常生活能力。类风湿关节炎患者中90%以上最先累及手腕关节，且本病常累及全身其他大小关节，因此全身性的关节锻炼很有必要，同时应加强手腕部关节功能的锻炼。

以下为大家介绍类风湿关节炎常累及的手关节的关节功能锻炼方法。

动作一：上下摆手

双臂平放在桌面上，手掌向下

第一步：以腕关节为支点，手向上抬起，姿势类似向别人打招呼，尽量做到摆动的最大幅度。

第二步：以腕关节为支点，手逐渐放下，并低于腕关节平面，前臂有向前牵拉的感觉。

第三步：保持6秒钟放松。

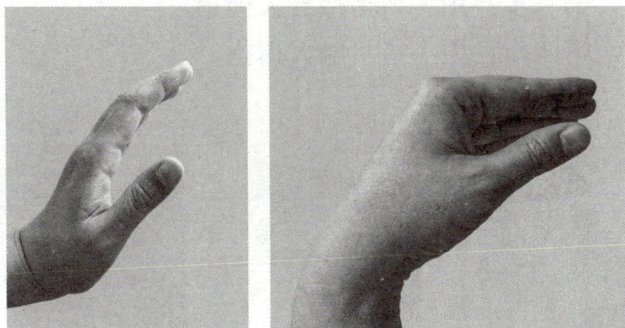

动作二：左右摆手

肘关节支撑在桌面上，手背面对自己。

第一步：以腕关节为支点，手向小指方向倒。

第二步：以腕关节为支点，手向大拇指方向

倒，姿势如同摇手。

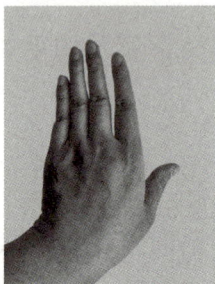

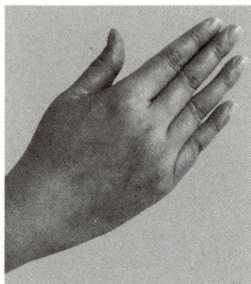

动作三：逐一对指

第一步：用食指接触大拇指。

第二步：用中指接触大拇指。

第三步：用无名指接触大拇指。

第四步：用小指接触大拇指。

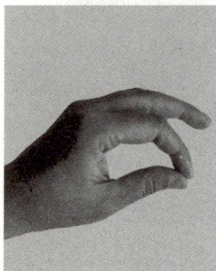

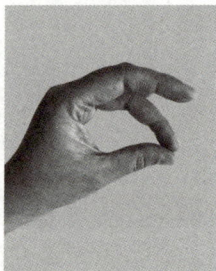

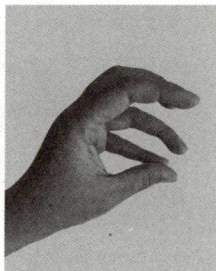

动作四：握拳平展

第一步：五指屈曲，握成拳头状。

第二步：五指放开，尽量伸直。

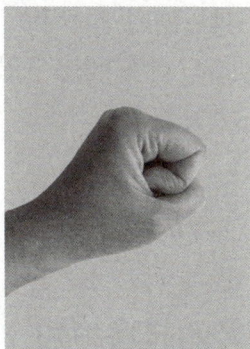

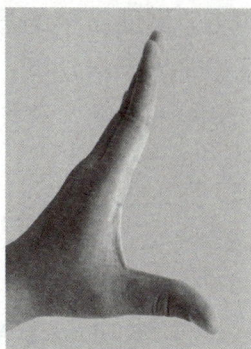

（4）作业疗法：作业治疗可以提高患者生活自理能力，增强患者战胜病残的信心。主要包括日常生活活动训练和手工操作练习。日常生活活动训练包括饮食、更衣、沐浴、如厕等动作，可以较高限度地提高病人的独立生活能力，进行绘画、编织、雕刻、木工等各种工艺品的手工操作训练不仅可以提高各关节的灵活性，也可以转移病人的注意力，改善精神状态。针对患者日常生活活动受限项目进行训练，有利于使患者在家庭、社会上都能不依赖他人而独立生活和工作。

（5）中医传统健身项目：近年来，中医传统健身项目因其独特的康复效果，在慢性病治疗中受到了广泛的认可与重视，而太极拳、五禽戏、八段锦等传统中医养生保健方法在类风湿关节炎康复治疗方面的效果也日益显著。

（6）借助简单的器械与工具：如手捏核桃、弹力球等锻炼手指功能；悬空脚踏自行车锻炼下肢关节；滚圆木、踏空缝纫机锻炼踝关节等。

第三节 起 居

一、类风湿关节炎患者的起居须知

一年四季的气候变化，在类风湿关节炎患者的病程进展中起着重要的作用。春季雨水较多，正是万物萌芽之际，也是"百病好发"之时，因此为了预防类风湿关节炎的发生以及疾病的复发及加重，患者需多关注自身日常生活起居。

二、类风湿关节炎患者的起居要求

1. 环境适宜

中医认为风寒湿是本病发病的重要诱因，多数患者受天气变化等刺激易致关节肿胀、疼痛，往往使平时处于稳定期的患者前功尽弃。类风湿关节炎患者最怕寒冷和潮湿，因此居住的房屋最好向阳、通风、干燥，保持室内空气新鲜。床铺要平整，被褥要轻暖、干燥，经常洗晒；床铺不能安放在风口处，防止睡眠中受凉。

2. 生活调护合理

在日常生活中，应注意减少冷水洗物、洗澡的次数，避免受寒受凉、受潮、淋雨。关节处要注意保暖，不穿湿衣、湿鞋、湿袜等；不要因贪凉露肤，暴食冷饮；不要卧居湿地等。另外，劳动或运动后，不可汗液未干便凉水洗浴，且应及时更换汗湿衣物；若工作在水湿潮寒的环境中，如井下、露天作业等，一定要注意使用劳动保护用具；天热出汗时要避免电风扇或者空调直接吹风；出汗后要及时用干毛巾把皮肤擦干，衣服汗湿后及时更换干燥衣服，避免受风。洗漱宜用温水，晚上洗脚时热水以能浸至踝关节以上为好，泡洗15分钟左右，可促进下肢血液流畅。选择的衣服应该舒适、容易穿脱，且应选择大小合适、轻便柔软的硬底软帮鞋。

3. 居家照护

对于病情较重长期卧床者，应注意2小时帮助更换体位，防止发生褥疮；对于关节畸形，生活不便患者，要及时照顾与帮助，可运用代步器、轮椅等辅助工具。此外，也可对一些小家具进行适当的改造。比如可用木块或砖块将餐桌和办公桌调到合适的高度，在洗手间重新安置扶手等。

第四节　药　　膳

中医学认为"医食同源"，食物只要使用得当，配之得法，也能起到防病治病的作用，这就是药膳从古至今一直这么热门的缘由。而类风湿关节炎患者在制作药膳时，不宜用炸、烤、爆等方法，防止有效成分遭到破坏，或是改变性质失去疗效。宜采用蒸、煮、炖或煲汤的方法。

由于本病多因风寒湿邪阻络而致，故药膳多选用祛风、散寒、化湿、温通之品，且应根据患者具体证型进行选择用膳。

（一）风邪偏胜

1. 防风薏米煎

配料：薏苡仁30g，防风10g。

制法：薏苡仁洗净，与防风共煎。

服法：取药液约200ml一次服，每日服1剂，连用1周，停3日后再用。

功效：祛风除湿。

适用人群：关节窜痛、重着麻木之风痹兼湿者。

2. 樱桃酒

配料：樱桃500g，五加皮50g，白酒500ml。

制法：樱桃、五加皮洗净晾干，放入500g装入瓶内，再添加60°白酒，瓶满后密封瓶口，每日振摇1次，五周后可用。

服法：每日1次，每次10ml。

功效：祛风止痛，益气扶正。

适用人群：风湿腰腿关节窜痛，全身乏力患者。

（二）寒湿偏胜

1. 薏苡仁粥

配料：薏苡仁50g，干姜9g，适量白糖。

制法：先把薏苡仁、干姜加适量水，煮烂成粥，再加入适量白糖服用。

服法：每天1次，连服1月。

功效：健脾渗湿，除痹止泻。

适用人群：寒痹湿盛者，症见关节疼痛重着、酸楚，或有肿胀，手足困重，痛有定处，阴雨天加重。

2. 煮黑豆

配料：黑豆1000g，松节200～300g，黄酒250ml。

制法：小火煮黑豆，酥烂时，收水，晒干黑豆。和松节一起放入黄酒中，密封瓶口，2周后可用。

服法：每次嚼服50粒黑大豆，每天3次。

功效：祛风除湿，强健筋骨。

适用人群：寒痹患者。症见肢体关节疼痛较剧，甚至关节不可屈伸，遇冷痛甚，得热则减，痛处多固定，亦可游走，皮色不红，触之不热。

（三）湿热痹阻

1. 赤小豆粥

配料：赤小豆30g，白米15g，白糖适量。

制法：先煮赤小豆至熟，再加入白米做粥。

服法：每日1次。

功效：利水除湿，活血消肿。

适用人群：适合湿热痹证。症见关节肿痛、下肢为甚，有沉重感，步履艰难、发热、口渴不欲饮者。

2. 苡仁丝瓜粥

配料：薏苡仁150g，薄荷15g，豆豉50g，丝瓜100g。

制法：薄荷、豆豉洗净，放入锅内加水1500ml，沸后用文火煎约10分钟，滤汁去渣。薏苡仁、丝瓜洗净后倒入锅内，注入药汁，置火上煮至薏苡仁酥烂。

服法：食用时可加糖或盐调味，空腹服，每日1次。

功效：清热利湿，解表祛风。

适用人群：风湿痹证兼有表证者。症见肢体关节、肌肉酸痛，上下左右关节游走不定，但以上肢为多见，以寒痛为多，亦可轻微热痛，或见恶风寒。

（四）肝肾亏虚

1. 何首乌粥

配料：何首乌60g，粳米60g，红枣20g，红糖适量。

制法：先将何首乌煎取浓汁，去渣，将粳米、红枣同入砂锅内煮粥，待粥将成时，放入红糖调味，再煮1~2沸，即可食。

服法：每日1次。

功效：补益肝肾，养血祛风。

适用人群：肝肾不足者。症见头晕目眩、腰膝酸软、耳鸣耳聋、夜尿增多。

2. 猪肉鳝鱼羹

配料：黄鳝250g，猪肉100g，杜仲15g，葱、姜、料酒、醋、胡椒粉、香菜适量。

制法：杜仲水煎去渣备用，将黄鳝宰杀，去肠肚洗净，用开水略烫，刮去外皮上的黏物，冲洗、切段。将猪肉剁末，放油锅内煸炒，加水及杜仲汁，放入鳝鱼段、葱、姜、酒，烧沸后改文火至鱼酥，加醋、胡椒粉，起锅，撒上香菜，配餐用。

功效：补肝肾，益气血，祛风通络。

适用人群：肝肾两虚及乏力者。症见乏力、腰膝酸软、头晕目眩、耳鸣耳聋。

第五节　误　　区

一、因关节疼痛不敢进行功能锻炼，怕加重病情

因关节疼痛不敢坚持活动与锻炼，长此以往有可能出现废用性肌萎缩和肌力下降等现象，医护人员应根据患者疾病分期进行适度的功能锻炼指导。

二、类风湿关节炎是一种慢性消耗性疾病，应多进补，补充营养

类风湿关节炎患者因长期服用大量治疗疾病的药物，容易加重消化系统负担，形成刺激源，因此不宜过度进食滋补食物，食之反而适得其反，易助湿生痰更伤脾胃，因此在日常饮食中应以清淡饮食为主。

三、类风湿关节炎患者衣服穿得越多越好，越能保暖

类风湿关节炎患者一般都比较怕冷，喜欢穿暖和点，但要避免穿得过多，以免捂得过于严实而出汗。如果汗液不及时擦干，遇风、受寒反而易加重病情。

四、类风湿关节炎患者是完全不能喝酒的

有些类风湿关节炎患者接触酒精之后可能会诱发疾病，或病情加重、复发，此类患者应该完全避免与酒接触；如果未出现以上情况，可以进行药酒治疗。但对于服用甲氨蝶呤的患者来说，应该完全戒酒。

五、类风湿关节炎患者限制酒的摄入，因此服用药酒也不合适

类风湿关节炎患者可以使用药酒进行治疗，但须注意的是，药酒大多是治疗风寒湿痹所用，不能滥服，尤其是风湿热痹、孕妇、小儿阳盛之体，更要禁服。应在医生的指导下适量服用，切勿将外用药酒内服，以免中毒。

第三章
名家防治指导

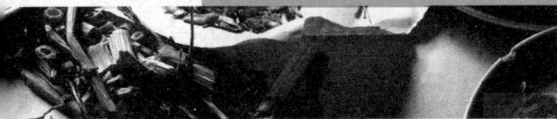

第一节　中医内治

一、辨证治疗

类风湿关节炎在中医中属于"痹证"范畴。所谓痹证，通俗的说来，就是风寒湿三种邪气夹杂而至，痹阻经络，不通则痛，出现的一种以疼痛为主要表现的病症，即《黄帝内经》所说"风寒湿三气杂至合而为痹"。

中医治疗类风湿关节炎的历史源远流长。早在春秋战国时期，《黄帝内经》就根据该病的不同表现，将本病分为行痹、痛痹、着痹三种类型，即"风气胜者为行痹，寒气胜者为痛痹，湿气胜者为着痹"。书中还提出了"寒痹益温"的治疗原则，即应当使用火热或辛温之品以散寒通络为主要治疗方案来治疗该病，对后世治疗该病提供了理论依据。随着医学的发展，各位医家对本病的病机、分型、辨证治疗也越来越趋于完善，如汉代"医圣"张仲景采用发汗利小便、通阳行痹、温经散寒祛瘀三种方法来治疗该病，其搜集及创立的大青龙汤、桂枝芍药知母汤、麻黄加术汤、乌头汤等方剂沿用至今，疗效颇佳。唐代"药王"孙思邈为"热毒流入四肢历节肿痛"创立犀角汤；为"肾气虚弱，卧冷湿地当风得之"之痹证创立独活寄生汤，仍为今日医家广泛应用。宋代的《太平圣惠方》、《太平惠民和剂局方》集历代中药、方剂学之大成。所记载的方药已开始广泛使用乌蛇、白花蛇、全蝎等虫类药，进一步发展了治疗方法。及至明清，痹证治疗的理论更趋于完善，李中梓认为本病虚实夹杂，攻补兼施可达治疗效果；王清任在其医学著作《医林改错》中提出了"痹证有瘀说"，其独创身痛逐瘀汤为后世应用活血化瘀法治疗类风湿关节炎树立了典范。叶天士则集前人大成，创络病学说，并应用祛风通络、化湿通络、活血通络、宣肺通络、温阳通络等诸多方法治疗本病，多为现代医家所借鉴。

可见，对于本病的治疗，在我国历代医家不懈的努力下不断充实完善，至清朝末年已逐渐趋于成熟，并愈加规范及多样化。现代中医对本病的认识则在前人的基础上进行总结、整理、挖掘，建立了以辨证论治为体系的治疗方法。虽然各位医家的辨证分型及论治体系有所不同，治疗方案及处方也有所区别，但总的来说本病主要根据邪气的偏胜，虚实的不同来进行辨证分型治疗，临床常可分为如下几种证型。

（一）风寒湿痹

1. 行痹（风邪偏胜）

症状：肢体关节、肌肉疼痛酸楚，屈伸不利，可涉及肢体多个关节，疼痛呈游走性，初起可见有恶风、发热等表证。舌苔薄白，脉浮或浮缓。

治法：祛风通络，散寒除湿。

代表方：防风汤。

常用药：防风、麻黄、桂枝、葛根祛风散寒，解肌通络止痛；当归养血活血通络；茯苓、生姜、大枣、甘草健脾渗湿，调和营卫。

药物加减：腰背酸痛可加桑寄生、菟丝子、仙灵脾等补肾助阳通络；若见关节肿大，苔薄黄，邪渐化热，寒热错杂，宜寒热并用，可加石膏、知母、丹皮等亦温清并用，或从桂枝芍药知母汤加减处方。

2. 痛痹（寒邪偏胜）

症状：肢体关节疼痛，痛势较剧，部位固定，遇寒则痛甚，得热则痛缓，关节屈伸不利，局部皮肤或有寒冷感。舌质淡，舌苔薄白，脉弦紧。

治法：散寒通络，祛风除湿。

代表方：乌头汤。

常用药：制川乌、麻黄温经散寒，通络镇痛。芍药、甘草、蜂蜜缓急止痛；黄芪益气固表，活血通痹。

药物加减：若寒湿甚者，制川乌可改用生川乌或生草乌；关节发凉，疼痛剧烈，遇冷更甚，加附子、细辛、桂枝、干姜、全当归，温经散寒，通络止痛。

3. 着痹（湿邪偏胜）

症状：肢体关节、肌肉酸楚、重着、疼痛，肿胀散漫，关节活动不利，肌肤麻木不仁。舌质淡，舌苔白腻，脉濡缓。

治法：除湿通络，祛风散寒。

代表方：薏苡仁汤加减。本方有健脾祛湿，发散风寒的作用，适用于痹证湿邪偏盛，关节疼痛肿胀重着。

常用药：薏苡仁、苍术、甘草益气健脾除湿；羌活、独活、防风祛风除湿；麻黄、桂枝、制川乌温经散寒，祛湿止痛；当归、川芎养血活血通脉。

药物加减：若关节肿胀甚者，加萆薢、木通以利水通络；若肌肤麻木不仁，加海桐皮、豨莶草以祛风通络；若小便不利，浮肿，加茯苓、泽泻、车前子以利水祛湿；若痰湿盛者，加半夏、南星。

（二）风湿热痹

症状：关节局部红肿热痛，得冷则舒，可伴有发热、恶风、汗出、口渴、烦躁不安等全身症状。

舌质红，舌苔黄或黄腻，脉滑数或浮数。

治法：清热通络，祛风除湿。

代表方：白虎加桂枝汤合宣痹汤加减。前方以清热宣痹为主，适用于风湿热痹，热象明显者；后方重在清热利湿，宣痹通络，适用于风湿热痹，关节疼痛明显者。

常用药：生石膏、知母、黄柏、连翘清热坚阴；桂枝疏风解肌通络；防己、杏仁、薏苡仁、滑石、赤小豆、蚕沙清利湿热，通络宣痹。

药物加减：若热盛伤阴，症见口渴心烦者，加麦冬、生地以清热滋阴生津。如热毒炽盛，化火伤津，深入骨节，而见关节红肿，触之灼热。疼痛剧烈如刀割，筋脉拘急抽挛，入夜尤甚，壮热烦渴，舌红少津，脉弦数，宜清热解毒，凉血止痛，可合用五味消毒饮

（三）痰瘀痹阻证

症状：痹证日久，肌肉关节刺痛，固定不移，或关节肌肤紫暗、肿胀，按之较硬，肢体顽麻或重着，或关节僵硬变形，屈伸不利，舌质紫暗或有瘀斑，舌苔白腻，脉弦涩。

治法：化痰行瘀，蠲痹通络。

代表方：双合汤。本方有活血化瘀、祛痰通络作用，适用于痰瘀痹阻筋脉，关节重着疼痛者。

常用药：桃仁、红花、当归、川芎、白芍活血化瘀，通络止痛；茯苓、半夏、陈皮、白芥子、竹沥、姜汁健脾化痰。

药物加减：痰浊滞留，皮下有结节者，加胆南星、天竺黄；瘀血明显，关节疼痛、肿大、强直、畸形，活动不利，舌质紫暗，脉涩，可加莪术、三七、地鳖虫；痰瘀交结，疼痛不已者，加穿山甲、白花蛇、全蝎、搜剔络道；有痰瘀化热之象者，加黄柏、丹皮。

（四）肝肾两虚证

症状：痹证日久不愈，肌肉瘦削，腰膝酸软，或畏寒肢冷，阳痿，遗精，或骨蒸劳热，心烦，舌质淡红，舌苔薄白或少津，脉沉细弱或细数。

治法：培补肝肾，舒筋止痛。

代表方：补血荣筋丸加减。本方有滋补肝肾，祛风舒筋通络止痛作用，用于久痹之肝肾不足。筋脉失养证。

常用药；熟地黄、肉苁蓉、五味子滋阴补肾，养血暖肝；鹿茸、菟丝子、牛膝、杜仲补肝肾，壮筋骨；桑寄生、天麻、木瓜祛风湿、舒筋通络止痛。

药物加减：腰膝酸软，乏力较著，可加鹿角霜、续断补肾助阳；畏寒肢冷，关节疼痛拘急，可加附子、干姜、巴戟天，或合用阳和汤补火通络；肝肾阴亏，腰膝疼痛，低热心烦，或午后潮热，加龟板、熟地、女贞子，或合用河车大造丸加减。

各型痹证日久迁延不愈，正虚邪恋，气血不足，肝肾亏损，症见有面色苍白，少气懒言，自觉疲乏，肌肉萎缩，腰腿酸软，头晕耳鸣，可选用独活寄生汤以益肝肾，补气血，祛风除湿，蠲痹通络。

二、常用中成药

1. 大活络丸

主要成分：蕲蛇（酒制）、制草乌、豹骨（制）、人工牛黄、乌梢蛇（酒制）、天麻、熟大黄、麝香、血竭、熟地黄、天南星（制）、水牛角浓缩粉等50味。

功效主治：祛风，舒筋，活络，除湿。用于风寒湿痹引起的肢体疼痛，手足麻木，筋脉拘挛等。

用法用量：每次1～2丸，每日2次。

禁忌：孕妇忌服。

2. 益肾蠲痹丸

主要成分：骨碎补、熟地黄、当归、徐长卿、土鳖虫、僵蚕（麸炒）、蜈蚣、全蝎、蜂房（清炒）、广地龙（酒制）、乌梢蛇（酒制）、延胡索、鹿衔草、淫羊藿、寻骨风、老鹳草、鸡血藤、萆草、生地黄、虎杖。

功能主治：益肾壮骨、蠲痹通络。用于类风湿关节炎所致的关节疼痛、肿大、屈伸不利，或僵硬畸形，肌肉疼痛，瘦削、腰膝酸软，不论寒热虚实均可应用。

用法用量：成人每次6g，每日3次；重者可加量至每次12g，每日3次。

禁忌：妇女月经期经行量多停用，孕妇禁服。

3. 尪痹片

主要成分：地黄、熟地黄、续断、附子（制）、独活、骨碎补、桂枝、淫羊藿、防风、威灵仙、皂刺、羊骨、白芍、狗脊（制）、知母、伸筋草、红花。

功效主治：补肝肾，强筋骨，祛风湿，通经络。用于久痹体虚，关节疼痛，局部肿大、僵硬畸形，屈伸不利及类风湿关节炎见有上述证候者。

用法用量：口服，每次4片，每日3次。

禁忌：暂不明确。

4. 七味通痹口服液

主要成分：蚂蚁、青风藤、鸡血藤、鹿衔草、石楠藤、千年健、威灵仙。

功能主治：补肾壮骨，祛风蠲痹。用于治疗类风湿关节炎属肝肾不足，风湿阻络者。症见关节疼痛，肿胀，屈伸不利，腰膝酸软，硬结，晨僵，步履艰难，遇寒痛增，舌质淡或暗，苔薄白等。

用法用量：口服。每次1支，每日3次，宜饭后服。

禁忌：孕妇禁用。

5. 痹祺胶囊

主要成分：党参、白术、丹参、川芎、三七、马钱子（调制粉）等10味。

功效主治：益气养血、祛风除湿、活血止痛、主治气血不足、风湿瘀阻、肌肉关节酸痛、关节肿大、僵硬变形或肌肉萎缩、气短乏力、类风湿关节炎、腰肌劳损、软组织损伤属上述证候者。

用法用量：每次1.2g，每日3次。

禁忌：高血压患者、孕妇禁用，运动员慎用。

6. 风湿定胶囊

主要成分：八角枫、白芷、徐长卿、甘草。

功效主治：活血通络、除痹止痛、本品用于风湿性关节炎、类风湿关节炎、颈肋神经痛、坐骨神经痛。

用法用量：每次0.6g，每日3次。

禁忌：儿童、孕妇、心脏病患者、过度衰弱有并发症者禁用。

7. 痹苦乃停片

主要成分：制川乌、制草乌、制乳香、制没药、制马钱子、生地、薏苡仁等。

功效主治：祛风除湿，温通化阳，舒经活络，消肿止痛，用于类风湿关节炎属寒湿偏重者。

用法用量：成人每日5~7片，每日4次。

禁忌：孕妇、心脏病患者禁用。

8. 风寒湿痛片

主要成分：青风藤、桂枝、附子、生薏苡仁、鹿茸、枸杞子、黄芪、黄芩等。

功效主治：祛风散寒，利湿通络，扶正固本。主要用于早期类风湿关节炎稳定期。

用法用量：每次6~8片。病情重者可加倍服用（12~16片，不超过20片）。每日2~3次。

禁忌：孕妇、对青风藤过敏者禁用。

9. 防风丸

主要成分：防风、羌活、桂心、茯神、人参、炒枳壳、酒牛膝、五加皮、麦冬、元参、薏苡仁、生地黄、芍药、丹参、槟榔、大黄、炒松子仁、木香、磁石。

功效主治：祛风除湿，清热解毒，活血通络，益气养阴。用于类风湿关节炎湿热偏盛，证见关节疼痛，红肿，微热等。

用法用量：每服30丸，渐加至40丸，空腹温酒服下，每日3次。

禁忌：寒湿偏重者禁用，孕妇禁用。

10. 风湿马钱片

主要成分：制马钱子、僵蚕、乳香、没药、全蝎、牛膝、苍术、麻黄、甘草。

功效主治：祛风、除湿、镇痛。用于类风湿关节炎、风湿性关节炎、坐骨神经痛。

用法用量：每次1～3片，每日1次。极量，每次4片，每日1次。

禁忌：孕妇，高血压患者，心、肝、肾病患者忌服；儿童、老弱者慎服；不宜久服多服。（出现舌麻者停用）。

11. 通络开痹片

主要成分：马钱子粉、川牛膝、当归、全蝎、红花、木瓜、荆芥、防风。

功效主治：祛风通络、活血散结、用于寒热错杂瘀血阻络所致的关节疼痛、肿胀、类风湿关节炎具上述证候者。

用法用量：每次3片，每日1次。

禁忌：孕妇禁用。

12. 通痹片

主要成分：制马钱子、金钱白花蛇、当归、蜈蚣、制川乌、天麻、全蝎、地龙。

功效主治：祛风胜湿，活血通络，消肿止痛。用于肝肾亏虚、寒湿阻络而致的痹证。现代多用于风湿性关节炎，类风湿关节炎等。

用法用量：每次2片，每日2～3次。

禁忌：孕妇禁用。

三、单方验方

单方验方是祖国传统医学的瑰宝，早在西汉时期的《伤寒论》中就有"勤求古训、博采众方"的名论。然而许多单方验方有其局限性，部分还有一定的毒性，患者朋友必须在医生的指导下使用这些方药，才能真正起到治病的效果。下面我们简单介绍一些常见的治疗类风湿关节炎的单方验方：

1. 雷公藤木心汤

组成：雷公藤木心（去净内外皮）9～12g。

用法：久煎、饭后服，每日2次。

名医点评：雷公藤是治疗类风湿关节炎一味行之有效的中草药，在中医治疗类风湿关节炎中占有很高的地位，对部分患者可明显改善疼痛、僵硬、肿胀之症状，可以延缓关节变形。但雷公藤具有一定的毒性，主要表现为对造血系统、肝功能、生殖系统等的损害，还有许多患者可出现恶心、腹胀、腹痛等消化道反应。所以本方是一把"双刃剑"。用药期间必须监测血常规、肝功能等指标。患者朋友们必须在医生的指导下，小心谨慎的使用该药物，才能真正做到"祛邪不伤身"。

2. 青风藤煎

组成：青风藤 10～20g。

用法用量：水煎服，每日 2 次。

名医点评：相较于雷公藤，青风藤的药力缓和，不良反应发生率也较雷公藤为少，对部分类风湿关节炎患者也可以起到缓解病情的作用。目前治疗类风湿关节炎常用药物"正清风痛宁"即是用青风藤提取物制成。但青风藤过敏的发生率较高，有一部分患者服用后可出现瘙痒、皮疹，甚至发生全身皮疹，所以患者朋友们仍需在医生指导下使用该药，一旦发现过敏需要停药。

3. 伸筋草汤

组成：伸筋草 15～30g。

用法用量：水煎服，每日 2 次。

名医点评：伸筋草苦燥辛散温通，专入肝经，能祛风、除湿，舒经络，活血脉，用于风湿痹痛，经脉挛拘，皮肤不仁。但该药药性较为平和，用量需偏大方能起效。

4. 蛇蝎散

组成：全蝎30g，蜈蚣10条，金钱白花蛇30g。

用法用量：上药共研为散，每服1~2g，每日3次。

名医点评：古代常用蛇蝎来形容人的歹毒，但在治疗类风湿关节炎中，全蝎、白花蛇、蜈蚣这些"蛇蝎之药"却常有良效。虫类药应用得当，可起到搜风通络之作用，缓解疼痛肿胀之症状，改善关节功能。但此方有毒性，使用时需监测肝肾功能，防止出现肝肾功能的损害。患者朋友也需要在医生的指导下使用该药。

5. 桂枝芍药知母汤

组成：麻黄6g，桂枝10g，知母10g，白芍10g，苍术10g，制附片10g，防风10g，炙甘草3g，生姜3片。

用法用量：水煎服，每日2次。

名医点评：桂枝芍药知母汤出自于医圣张仲景《金匮要略》中，专治"诸肢节疼痛，身体尪羸，脚肿如脱"的尪痹，随证加减，对治疗类风湿关节炎有一定疗效。

6. 乌头汤

组成：麻黄6g，黄芪10g，白芍10g，制川乌10~30g（先煎），甘草6g。

用法用量：水煎服，每日2次。

名医点评：乌头汤亦出自于医圣张仲景《金匮要略》中，对于类风湿关节炎属寒邪偏胜，疼痛明显者，能起到较好的止痛效果。但该方乌头用量较多，需从小剂量慢慢加量，且煎药时该药需要先煎，以防中毒。

四、饮食调理

很多患者在患类风湿关节炎后，担心自己生病与身体素质有关，尽可能多吃"有营养"的食物；也有部分患者听说本病需要"忌口"，担心吃到"发物"加重本病，以至于什么都不敢吃，食谱单调，营养不全面。显然，这都是不正确的饮食方法，那么类风湿关节炎患者平时应该怎样合理饮食呢？

1. 饮食规律

类风湿关节炎患者由于需要长期服药，而这些药物中很多会损伤消化系统，这就要求类风湿关节炎患者平时饮食一定要有规律，每餐定量，不能暴饮暴食，加重脾胃负担。这是类风湿关节炎患者饮食的最基本要求。

2. 合理营养

饮食需高蛋白、中脂肪、低糖、高维生素、中热量、低盐。饮食中碳水化合物、蛋白和脂肪的比例以3∶2∶1为宜。由于脂肪在人体的消化过程中能产生酮体，过多的酮体会刺激关节，使疼痛加重，对类风湿关节炎的康复极为不利，因此，要限制高脂肪食物的摄入，多用植物油，少用动物油，动植物脂肪比例以2∶1为宜。以色拉油、玉米油、橄榄油、葵花子油为佳。饮食中热量的分配以早餐30%、午餐40%、下午餐10%、晚餐20%为宜。

3. 高钙饮食

类风湿关节炎患者中骨质疏松发病率较健康人群高，加上部分患者会使用激素控制病情，造成钙质流失加剧，中晚期尤其是晚期患者中，常伴有严重骨质疏松。所以在类风湿关节炎患者中，我们提倡高钙饮食，建议患者多饮牛奶，亦可使用额外的钙质补充剂来增加钙质摄入。但需要注意的是，骨头汤并不补钙，反而因摄入脂肪较多影响钙质的吸收。

除了做到以上所说的饮食忌宜外，我们还向各位类风湿关节炎患者推荐几种美味营养的食疗方，供广大患者参考：

1. 桂浆粥

配料：肉桂10g，粳米50g，红糖适量。

做法：将肉桂研成细末，粳米洗净，常法煮

粥，待粥将熟时，加入肉桂末、红糖，再煮沸1～2次即成，趁热空腹吃下。

功效点评：本方具有一定的温经散寒，暖胃止痛的作用，适用于寒痹，能起到一定的温经通络之效。但热痹证及阴虚火旺者不宜服用。

2. 乌蛇山药汤

配料：乌梢蛇肉500g，山药15g，苡米10g，生姜5片，盐、猪油适量。

做法：将乌梢蛇肉洗净切成小段，与山药、苡米同放入锅内，加适量水，煮沸，添加适量猪油、盐、姜等调味，饮汤吃肉。

功效点评：乌梢蛇既是餐桌上不可多得的美食，又是一味传统的中药，具有祛风湿，搜风通络之功效，与山药、薏米、葱、姜、蒜同用，更增加了补益脾肾，搜风通络之效，对类风湿关节炎有一定的辅助治疗作用。

3. 淫羊藿酿鲫鱼

配料：鲫鱼两条，香菇25g，淫羊藿10g，葱丝、姜丝、红椒丝各10g，料酒10g，精盐3g，鸡精2g，花生油10g。

做法：首先将香菇切成丝，鲫鱼洗干净，在鱼身两面雕刻上柳叶花刀，深至鱼骨。再将鲫鱼下入沸水锅中氽透捞出，将淫羊藿塞入鱼腹内，摆入盘中。撒入葱丝、姜丝、红椒丝、香菇丝、精盐、鸡精、料酒。最后入蒸锅内蒸熟取出。锅内放油烧热，浇在鲫鱼上即成。

功效点评：本菜中淫羊藿味甘、辛，性温，入肝、肾经，能补肾壮阳，祛风除湿，强筋健骨，鲫鱼含蛋白质、脂肪、钙、磷、铁等，能补益脾胃，利水除湿。二者在此同组成菜，适宜于风湿痹、四肢麻木患者食用。

4. 蝎子烧黄鳝

配料：黄鳝500g，蝎子30g，料酒、葱姜汁、酱油各15g，精盐3g，醋1g，胡椒粉、五香粉各0.5g，湿淀粉10g，水200g，植物油若干。

做法：先将黄鳝宰杀洗净，在背部雕刻上齿轮花刀，改切成段，锅内加植物油少许，待油温上升，下入蝎子煎熟出锅，再下入黄鳝略煎，盛盘备用。烹入料酒、葱姜汁、酱油，加入汤，下入鳝段，加精盐、醋、五香粉烧透，最后下入蝎子，加胡椒粉调匀，用湿淀粉勾芡即成。

功效点评：本菜中蝎子具有祛风、止痛、通络、解毒的功能，还含蛋白质和人体需要的18种氨基酸，镁、铁、铜等14种微量元素，对治疗类风湿关节炎有一定效果。黄鳝含蛋白质、脂肪、钙、磷、铁等，能补中益血，温补脾胃，祛风湿、通络脉。二者在此组合同烹，对类风湿患者有一定辅助治疗作用。

第二节 中医外治

中医外治各类疾病的历史悠久，早在《黄帝内经》中就有关于中医外治的记载。在目前类风湿关节炎的治疗中，中医外治作为一种中医特色的治疗方法，也发挥了它独特的作用。

一、穴位贴敷

穴位贴敷是以中医基础理论及经络学说为依据，把传统的中药材研成粉末，用水、醋、蜂蜜、植物油或者其他浸出液调和成糊状，或用各类固体油脂、米面等制成软膏，将药粉撒于膏药上或用胶布等直接贴敷于穴位上治疗疾病的一种方法。

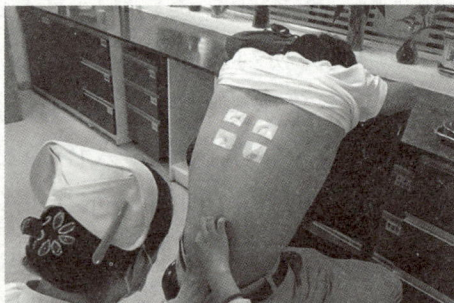

　　穴位贴敷可起到辅助治疗类风湿关节炎的作用，常选用的药物有：附子、细辛、乌头、白芥子、天南星、没药、乳香、白芷、肉桂、干姜等等，这些药物大多性温质燥，芳香走窜。一般口服难以耐受，而局部贴敷一般则无此弊端，且穴位贴敷之药物大多价格低廉，易于推广应用。穴位贴敷常选用的穴位包括：肝俞、脾俞、肾俞、命门、腰阳关、天突、风池、膻中等，结合患者辨证分型不同，还可随证加减，做到因人而异，疗效最佳化。

　　穴位贴敷一年四季均可应用，但尤以三伏天为最佳，目前我国各大中医院多开展此项目，各位患者可在相应的时间内至医院就诊。但需要注意的是，穴位贴敷所用的药材往往有一定的刺激性，少数可出现皮肤微红、瘙痒，如有皮肤破溃、严重皮肤疾病，及对贴敷药物过敏的患者则不适合使用贴敷治疗。

二、中药热敷

　　中药热敷是应用热毛巾、暖水袋、中药热敷包或借助外界热源将中药水煎剂外敷于患处，借助热力使其渗透，达到缓解症状、改善病情的一种治疗方法。

　　同穴位贴敷一样，常用的中药也以性温燥热、

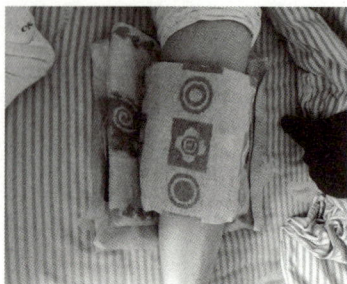

辛香走窜类为主。如：乌头、细辛、川芎、白芷、天南星、乳香等等，但不同的是，药材的用量较贴敷大得多。中药热敷对改善类风湿症状有一定效果，有利于晨僵的改善。

该种治疗方法适用于类风湿关节炎以挛急、僵硬为主要表现的患者，对那些以红肿热痛为表现的急性类风湿关节炎患者则不适用。尤其需要注意的是，中药热敷的温度不宜过高，以免烫伤皮肤，一般以50～60℃为宜。有周围神经病变及皮肤感觉功能减退的患者亦不宜使用，以免造成皮肤损伤，引起感染。

三、中药足浴

中药足浴又称为中药泡脚，是利用合适的中药配方熬制成泡脚水，借助热水的热力使其渗透或刺激足底穴位反射区，达到改善症状，治疗疾病的一种方法。

使用中药足浴治疗类风湿关节炎，可一定程度的改善患者恶寒怕冷、僵硬不适等症状，亦可起到缓解疲劳，改善血液循环等保健作用。

用于类风湿关节炎足浴治疗的常用中药有：艾叶、肉桂、干姜、附片、白芷、小茴香等。每次足浴时间以30分钟左右为宜，时间过短疗效不佳，时间过长则容易汗出过多，造成不必要的损伤；另外足浴还需注意水温不宜过高，一般以40～50℃左右为宜，太高的水温容易烫伤皮肤。与中药热敷相同的是，有周围神经病变及皮肤感觉功能减退患者不宜使用，以免烫伤皮肤，引起感染。

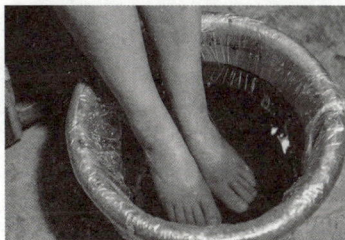

第三节　西医治疗

西医治疗类风湿关节炎已有较为成熟的治疗方案，合理且正规的应用西药治疗类风湿关节炎，可做到控制疾病发展，缓解关节肿痛症状、减缓关节破坏、提高生活质量。

一、内科治疗

内科治疗是类风湿关节炎治疗的基础，也是最重要的部分，其治疗原则可概括为"早期、达标"，即尽可能在类风湿关节炎发病的早期采用有效的控制病情药，使类风湿关节炎达到低疾病活动度，从而达到控制疾病发展，延缓关节破坏的目的。

目前用于治疗类风湿关节炎的药物主要包括：

1. 非甾体抗炎药

老百姓常称之为"止痛药"，目前临床常用的有：布洛芬（芬必得）、塞来昔布（西乐葆）、双氯芬酸（扶他林、英太青）、美洛昔康（莫比可）、依托考昔（安康信）等等。这些药物起效快，可起到缓解疼痛、肿胀、改善晨僵强度及晨僵时间等作用。是治疗类风湿关节炎中的"先头部队"。

治疗类风湿关节炎的常用非甾体抗炎药

分类	名称	最大剂量（mg/d）	每次剂量（mg）	服药次数（次/天）
丙酸类	布洛芬	1200~3200	400~600	3
	洛索洛芬	180	60	3
	萘普生	1500	250~500	2
苯乙酸类	双氯芬酸	150	25~50	3
昔康类	吡罗昔康	20	20	1
	美洛昔康	15	7.5~15	1
磺酰苯胺类	尼美舒利	400	100~200	2
昔布类	塞来昔布	400	100~200	2
	依托考昔	120	120	1

但非甾体抗炎药仅能缓解症状，不能阻止疾病进展，不能延缓关节破坏，所以类风湿关节炎绝不能仅仅靠此类药物治疗。

非甾体抗炎药的主要不良反应包括消化道反应，心血管不良反应、肝肾功能损伤等。原先有胃肠道疾病（如：胃溃疡、胃炎、既往胃出血等），或有心血管疾病（如：冠心病、高血压、心力衰竭等）的患者，一定要遵照医嘱服用这些药物，不能自行服用该类药物。所有服用非甾体抗炎药的患者均需定期复查血常规、肝肾功能防止出现不良反应。

另外需特别注意的是，非甾体抗炎药（止痛药）不可以联合应用。有些患者觉得一种止痛药效果不好，会自行加用另外一种止痛药去治疗疾病，即同时使用两种或两种以上的止痛药，这样不仅不会增加疗效，反而会大大增加该类药物的副作用，这是绝对禁止的。

2. 控制病情药

以往称之为"慢作用药"，它的效果如名字一样，可以起到控制疾病的作用，即可以延缓疾病进展，减轻关节破坏，是治疗类风湿关节炎中的"主力部队"。这类药物需较长时间方能起效，大约需1~6个月。这段时间可能仍然需要止痛药物控制症状，不能认为这类药物短期服用不见效而盲目停用。

控制病情药都是处方药，用量必须适当，用量大了会造成一定的毒副作用，用量小了则不能控制住疾病，必须在专科医生的指导下应用。目前常用的控制病情药物有：甲氨蝶呤、来氟米特（爱若华）、柳氮磺胺吡啶（维柳芬）、羟氯喹（赛能、纷乐）、雷公藤多苷等等。因为这些药物或多或少都有一定的损伤肝功能、抑制骨髓的不良反应，所以往往需要定期复查血常规、肝肾功能等，一旦发现不良反应需要及时在医生指导下调整药物用量、停药或者更换其他种类的药物。但患者朋友们也不需过分担心，视这类药物如蛇蝎猛兽，只要在医生的指导下正确使用这些药物，并定期检查相应的指标，大部分病人还是能安全地使用该类药物并达到控制类风湿关节炎的目的。

治疗类风湿关节炎常用的控制病情药

药物名称	常用剂量（mg）	给药途径	不良反应
甲氨蝶呤	每周1次 每次 7.5～15mg	口服	胃肠道症状、口腔炎、皮疹、脱发，骨髓抑制、肝脏毒性，偶有肺间质病变

续表

药物名称	常用剂量（mg）	给药途径	不良反应
柳氮磺吡啶	每日3次 每次0.25～1g	口服	皮疹、胃肠道反应，偶有骨髓抑制。对磺胺过敏者不宜服
来氟米特	每日1次 每次10～20mg	口服	腹泻、瘙痒、转氨酶升高，脱发、皮疹
羟氯喹	每日2次 每次200 mg	口服	偶有皮疹、腹泻，视网膜毒性
雷公藤多苷	每日2～3次 每次10～20mg	口服	胃肠道症状、骨髓抑制、肝脏毒性、生殖系统毒性、皮疹、脱发
硫唑嘌呤	每日1次 每次50～150mg	口服	胃肠道症状、肝功能异常、骨髓抑制
环孢素	1～3mg/（kg·d）	口服	胃肠道反应、高血压、肝肾功能损害

3. 生物制剂

控制病情药往往起效较慢，需要数月才能起到控制疾病发展的效果，那有没有什么药既能控制病情进展，又能快速起效呢？答案是有的。

随着医学的发展进步，这样的药陆续上市，它们被叫作"生物制剂"，是类风湿关节炎治疗中的"王牌部队"。但是他们价格高昂，一年治疗费用在10万元左右，并非人人能够承受。

目前国内上市的用于治疗类风湿关节炎的生物制剂包括：益赛普、阿达木单抗（修美乐）、英夫利息单抗（类克）、依那西普（恩利）、托珠单抗（雅美罗）五种。虽然这些药物发挥作用的机制各有不同，但共同的是，他们都是抑制了类风湿关节炎发病中的关键靶点，精确打击了类风湿关节炎中的"犯罪分子"，所以有效率较传统的控制病情药为高。在重型类风湿关节炎、或者某些早期类风湿关节炎中，这些药物有着不可替代的地位。

但生物制剂也并非人人适用，适用这些药物前需要进行一些常规的筛查，具有肿瘤、结核感染或其他感染、病毒性肝炎、心力衰竭等患者是不能应用的。

同控制病情药一样，这些药物均为处方药，患者们一定要由医生决定是否应用此类药物，不可私自购买应用。

4. 糖皮质激素

具有强大的抗炎作用，可以快速缓解类风湿关节炎所导致的疼痛、肿胀、僵硬，可迅速改善患者的自觉症状，但激素是一把"双刃剑"，用激素治疗类风湿关节炎就如同武侠小说中的"七伤拳"，伤敌一千自损八百。虽然可以明显缓解类风湿关节炎的症状，但它并不能阻止类风湿关节炎的关节破坏，长期大剂量应用还会造成肥胖、高血压、高血脂、糖尿病、股骨头坏死、骨质疏松等严重后果。

所以目前糖皮质激素已不作为类风湿关节炎治疗的首选药物。但在症状严重的类风湿关节炎，或是在一些难治性患者中还有用武之地。用好激素是一门"艺术"，但广大患者朋友一定要在专科医生的指导下使用该类药物。

需要注意的是，激素不可以骤然停用，一定要遵照医生的医嘱服药。临床工作中发现，有些患者因畏惧激素带来的不良反应，担心激素应用可导致肥胖，有时会突然停用原来服用的激素，这样会造成疾病反跳，加重病情，有些患者还会出现严重的不适应，甚至会有生命危险。

由于激素有强大的抗炎作用，可以迅速缓解类风湿关节炎的症状，少数不法游医在自制的药物中可能加入激素，患者服用后迅速起效，给患者造成了"神药"的假象，但一旦停药疾病立即反复，甚至比以往更重，长期服用这类假药，不但会出现高血压、高血脂、高血糖、肥胖等严重不良后果，并且类风湿关节炎也不能得到有效控制。所以在此叮嘱各位患者朋友，类风湿关节炎需在正规医院的风湿专科进行诊断和治疗，以免上当受骗，造成严重后果！

5. 中药制剂

中药中有许多对类风湿关节炎治疗有效的药物，利用现代科技对其中有效成分进行提取，形成了对类风湿关节炎治疗有效的植物制剂。目前最常用的有以下几种。

雷公藤多苷片：对缓解关节肿痛有效。一般每日 30～60mg，分 3 次饭后服用。雷公藤的主要不良反应是性腺抑制，可导致男性不育和女性闭经。故一般不用于生育期患者。其他不良反应包括皮疹、色素沉着、指甲变软、脱发、头痛、纳差、恶心、呕吐、腹痛、腹泻、骨髓抑制、肝酶升高和血肌酐升高等。使用该药需定期复查血常规、肝肾功能等。

白芍总苷胶囊：常用剂量为每次 0.6g，每日 2～3 次。对减轻关节肿痛有效，且有一定肝保护作用。其不良反应较少，主要有腹痛、腹泻、纳差等。

正清风痛宁：每次20～60mg，饭前口服，每日3次，可减轻关节肿痛。主要不良反应有皮肤瘙痒、皮疹和白细胞减少等。

二、外科治疗

类风湿关节炎患者在经过积极内科正规治疗后，病情仍不能控制，为纠正畸形，改善生活质量可进行外科治疗。外科治疗是内科治疗的补充，但外科治疗仅是改善症状，并不能根治类风湿关节炎，术后仍需要正规服用药物治疗。目前临床常用的外科治疗有以下几种。

1. 滑膜切除术

类风湿关节炎的成因主要就是"滑膜炎"，部分患者滑膜增厚严重，内科治疗效果有时不理想，这时可考虑进行滑膜切除术，直接切除滑膜组织，延缓关节软骨的破坏，但滑膜切除后仍需要进行正规的内科治疗。

2. 人工关节置换术

类风湿关节炎晚期关节间隙狭窄或完全消失，造成自理能力的下降或消失，此时可考虑进行人工关节置换术，将毁损的关节更换成为人工关节，从而改善患者的日常生活能力。但术前、术后均应有规范的药物治疗以避免复发。

3. 关节融合术

随着人工关节置换术的成功应用，近年来，关节融合术已很少使用，但对于晚期关节炎患者、关节破坏严重、关节不稳者可行关节融合术。此外，关节融合术还可作为关节置换术失败的挽救手术。

4. 软组织手术

部分类风湿关节炎患者关节囊和周围的肌肉、肌腱萎缩，加重了关节畸形，通过关节囊剥离术、关节囊切开术、肌腱松解或延长术等可起到改善关节功能的作用。部分类风湿关节炎患者可存在类风湿结节，疼痛明显者可考虑外科切除。

第四节　中西医结合治疗类风湿关节炎的优势

类风湿关节炎是一个非常强调中西医结合治疗的病种。传统中医学是一个宝库，几千年来中华民族积累了大量治疗本病的经验，发现了许多治疗本病行之有效的药物，创造了许多配伍精良的方剂，且中医药可通过配伍组合，"量体裁衣"搭配出合适于患者体质、病情的中药方剂，不但可以起到一定缓解疾病、改善症状的目的，还可以通过全身调理，改善患者本身的易感体质，增强患者的身体素质。且通过某些药物的配伍应用，可以缓解某些药物的不良反应起到减毒增效的作用。除此之外，对于某些不能缓解的症状，如：畏寒、怕风、自觉怕冷症状，中医可以起到良好的改善作用。但中医也有一些弊端，比如中药的有效成分及发挥作用的机理大多未知，部分中药存在较为严重的毒副反应，中医治疗往往有赖于医生经验而缺乏一定的临床试验，中药煎剂口感较差常难以长期口服等等。

应用西医的各类检查可以将类风湿关节炎诊断明确，从而减少误诊、误治。西医还可以从症状、体征、实验室检查等多方面来相对精确的衡量疾病的活动程度，从而确定用药所需的种类及用量，帮助治疗。其"早期、达标"的治疗理念也可以帮助类风湿关节炎患者明确治疗时间，确立治疗终点。但西医治疗亦有很多不足，如西医往往缺乏一定的"整体观念"，给人造成了头痛医头、脚痛医脚的印象；有时候西药需联合用药，不但药物种类、数量众多，而且服用方法不一。极容易错服、误服，且长期难以坚持；有些西药不良反应明显，应用不当可造成严重不良反应等等。

所以说，中西医结合治疗类风湿关节炎，可以综合两种医学的优势，起到优势互补，减毒增效的作用。中西结合既可以兼顾整体与局部，又有良好的经济效益比。所以，在临床上我们经常选择用中西医结合的办法去治疗类风湿关节炎，帮助病人改善病情，战胜病魔。

第四章
药食宜忌速查

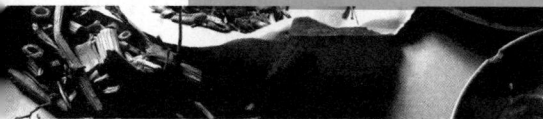

第一节 常用中成药的副作用及注意事项

一、正清风痛宁缓释片

正清风痛宁在临床推荐用量下长期使用是安全的。少数患者可能出现皮肤瘙痒、灼热、潮红、皮疹等，如为轻度、一过性的无需处理，如不能耐受可减量或加服抗过敏药。如为大量皮疹，则尽快停药并就诊。偶有腹痛、胃部不适，恶心、心慌、头昏、头痛、多汗，一般可耐受，不影响治疗。个别患者有白细胞减少和血小板减少现象，停药后即可恢复，长期服用应定期检查血常规、肝功能。既往有药物过敏史者，过敏性哮喘或低血压患者慎用。孕妇及哺乳期妇女慎用。

二、益肾蠲痹丸

个别患者服用益肾蠲痹丸后有口干、便秘、胃部不适反应，经对症处理可消失，且一般应饭后服用以减轻胃部不适。偶见有心悸、胸闷不适等症状，但心电图检查均正常。本品含多种动物药，个别患者可引起皮肤过敏反应，如丘疹或皮肤瘙痒等，停药后即可消失。本品有活血作用，孕妇禁用。妇女经期经血量多时，可停用。

三、昆明山海棠

少数患者服药后有胃痛、恶心呕吐、食欲减退、腹痛腹泻、女子停经、皮肤色素沉着、头痛头晕、四肢发麻、心悸、心律不齐、早搏、转氨酶升高、尿频等，偶有过敏反应，超大剂量应用可出现中毒性休克。为减少胃肠道反应，本品宜饭后服用，少数患者久服后可引起闭经、精子减少等。服药期间定期复查血常规、肝功能，伴中、重度肾功能不全、小儿及拟生育的青年男女慎用。孕妇禁服。

四、雷公藤多苷片

1. 生殖系统

雷公藤对于生殖系统有明显的影响，包括女性卵巢功能和男性精子的发育。部分育龄妇女服药2～3个月后可出现月经紊乱，服药半年至少一半患者出现闭经。但停药后约70%的患者月经能恢复正常，服用时间越久闭经率越高。年过40岁者或年轻妇女服药3年以上者可以发生永久性闭经，且可伴有性欲减退；男性患者以常规剂量服药1个月后可使精子数目明显减少，一般停药2～3个月后可逐渐恢复。因此，对儿童、未婚女性和希望生育的青年男女应慎用本药，以免影响生育功能。近绝经期妇女、孕产妇及哺乳期妇女忌用。

2. 胃肠系统

雷公藤可引起纳差、恶心、呕吐、腹痛、腹泻等症状，偶见消化道出血；大多数症状在治疗中可自行缓解，不能耐受者应停药；活动性胃十二指肠溃疡者应慎用本品。

3. 血液系统

雷公藤有骨髓抑制作用，包括红细胞、白细胞及血小板减少等。用药前应检查血常规，用药期间应定期复查血常规，贫血、红细胞、白细胞和血小板低于正常者应慎用本品。

4. 肝肾功能

可出现可逆性转氨酶升高和血肌酐清除率下降，严重者可发生急性肾衰竭甚至死亡。用药前应检查肝肾功能，用药期间应定期复查肝肾功能，肝肾功能不全者应慎用本品。

5. 皮肤黏膜

40%的患者出现皮肤黏膜损害，如皮疹、皮肤瘙痒、色素沉着、痤疮、口腔溃疡、指甲变软等。

6. 其他症状

包括头晕、头痛、胸闷、心悸、气短、耳鸣、脱发、口干、乏力、失眠等。

五、白芍总苷胶囊

偶有腹泻，可继续服药，不需处理，可自行消失。

第二节　常用西药的副作用及注意事项

一、非甾体抗炎药

1. 胃肠道反应

表现为上腹疼痛、恶心、呕吐、呃逆、纳差、消化不良、腹泻、肠痉挛，最严重的表现是胃十二指肠溃疡、出血，甚至穿孔。既往有消化道溃疡病史，吸烟饮酒及接受糖皮质激素治疗的患者，使用非甾体抗炎药时，发生溃疡的危险性更大。有出血史的胃和十二指肠溃疡患者或活动性消化道溃疡患者禁用。

2. 肝功能损害

几乎所有的非甾体抗炎药均可导致肝损害，表现为谷丙转氨酶、谷草转氨酶增高、黄疸，甚至急性中毒性肝炎、肝坏死。严重肝功能不全、肝硬化患者禁用。

3.肾脏

可引起浮肿、血尿、蛋白尿、间质性肾炎、肾乳头坏死、急慢性肾功能不全、药物性肾炎、高血钾等。严重肾功能不全者禁用。

4.血液系统

表现为贫血，白细胞减少，血小板减少、血小板功能下降、出血时间延长，再生障碍性贫血。低凝血酶原血症、维生素K缺乏、血友病、血小板减少症患者禁用。

5.水钠潴留

可出现浮肿、尿少、高血压、心动过速等。心功能不全者慎用。

二、糖皮质激素

1.医源性肾上腺皮质功能亢进症

表现为向心性肥胖，满月脸、痤疮、多毛、乏力、低血钾、水肿、高血压、糖尿病等。一般停药后可以好转。

2.医源性肾上腺皮质功能不全症

表现为恶心、呕吐、肌无力、低血压、低血糖、低血钠、高血钾甚至昏迷或休克等症状。主要因为长期大剂量使用外源性激素可抑制促肾上腺皮质激素的分泌，从而使内源性肾上腺皮质激素分泌减少，一旦减量过快，突然停药或停药后半年内遇到严重应激情况，可发生肾上腺危象。采用激素间歇用药，并注意停药措施，可能避免发生这类不良反应。

3. 诱发和加重感染

长期应用能降低机体的免疫功能，常诱发继发性感染，或使机体内潜在感染病灶扩散，多见于病程较长、病情严重、体质虚弱者。常见有金黄色葡萄球菌、真菌和病毒感染，以及结核病灶的扩散。

4. 诱发和加重消化性溃疡

由于糖皮质激素可增加胃酸和胃蛋白酶的分泌，抑制胃黏液分泌，因而减弱了胃黏膜的抵抗力。同时，糖皮质激素可引起前列腺素合成降低，削弱了胃肠黏膜的防御能力，因此在胃酸和胃蛋白酶等因素作用下，容易发生消化性溃疡。由于对组织修复能力的抑制，可使已有的溃疡加重，甚至导致出血和穿孔，故在此类患者中应慎用糖皮质激素。

5. 骨质疏松

最常受到影响的是肋骨、脊椎骨和其他骨小梁结构较多的骨骼。因此长期使用糖皮质激素的患者应定期进行检查，对需要长期使用糖皮质激素治疗的患者要有正确的评估，如果条件许可，可以每年行髋部和腰椎的骨密度测定（DEXA）以了解骨密度情况。采取积极的措施来预防及治疗糖皮质激素所造成的骨质疏松。首先应尽可能用最低的激素有效剂量和局部用药，并注意适用钙剂和维生素 D 等基础治疗。如诊断骨质疏松，应尽快适用抗骨质疏松药物。

6. 无菌性骨坏死

接受大剂量激素治疗的患者，约5%的患者可在1个月至数年内发生无菌性骨坏死，其主要累及的部位包括股骨头及其他大关节。因此，对大剂量长疗程激素治疗的患者应定期行骨核素扫描或X线摄片检查，以便早期发现早期治疗。

7. 行为与精神异常

有精神异常病史的患者使用糖皮质激素易导致其复发。即使无精神病史者也可因糖皮质激素治疗诱发精神异常。其表现为多方面的，如：欣快感、激动、失眠等症状，也可表现为抑制或诱发精神病，有的可能有自杀倾向，儿童大剂量应用时可引起惊厥。

8. 抗生长激素的作用

可引起蛋白质负氮平衡，新骨的形成受阻碍，活动性成骨细胞减少。儿童长期应用，生长可受到抑制。

9. 反跳现象与停药综合征

长期应用糖皮质激素治疗时，症状已基本控制，若药物减量过快或突然停药，原有疾病的症状可能迅速复发或加重，称为"反跳现象"。如恢复糖皮质激素的用量和治疗，反跳症状可缓解，待症状完全控制后，再逐渐减量乃至停药。另外，短期应用大剂量糖皮质激素治疗突然停药后，可出现情绪消沉、发热、恶心、呕吐、全身乏力、肌肉和关节酸痛与肌强直等症状，称为"激素停药综合征"，若发生可再用激素治疗，症状缓解后再缓慢减量和停药。激素停药综合征甚至可发生于停药1年之后。

三、慢作用抗风湿药

1. 羟氯喹

羟氯喹通常耐受性良好，但本药有蓄积作用，超过6mg/（kg·d）的剂量将可能增加视网膜的损害，病人需要定期（每6个月）进行眼科检查，如出现视力下降、视物模糊、畏光、视野缺损、辨色力下降等情况应尽快就医，并告知眼科医师用药史。羟氯喹常用剂量对心肌影响不大，慎重起见用药前后检查心电图，有窦房结功能不全、心率缓慢和传导阻滞等应禁用。可能产生的其他副作用有胃肠不适、肌肉无力、皮肤色素沉着等。

2. 柳氮磺吡啶

常见的副作用包括胃肠道反应（恶心、呕吐、食欲不振、消化不良和腹部不适）、过敏（皮疹）、无症状性转氨酶增高、可逆性精子产量减少、头痛和眩晕等，偶见骨髓抑制（粒细胞减少、再生障碍性贫血、血小板减少）。因本药含有磺胺，磺胺药过敏者禁用。肾功能不全者、肝功能损害或乙肝病毒携带者慎用。计划在近期内生育的男性应避免服用本药。

3. 来氟米特

剂量在20mg/d以上者不良反应发生较多，包括腹泻、脱发、体重减轻、头晕、无力等，可引起轻度血压升高。该药可影响部分患者血细胞计数，容易出现可逆性的肝酶升高。部分患者可发生严重的肝毒性不良反应。临床上，最好先对患者做肝功能测试，确定其无肝脏方面问题后，再进行用药，且每个月仍需持续追踪，以确保患者安全。来氟米特增加胎儿死亡率并有致畸作用，妊娠及哺乳期妇女禁用。

4. 硫唑嘌呤

常见的副作用有胃肠道不适（恶心、呕吐、腹泻、厌食等）、骨髓抑制（表现为粒细胞缺乏，偶见贫血和血小板减少）、肝功能异常、脱发、皮疹，偶见药物热、胰腺炎等。对精子、卵子有一定损害，有致畸作用。用药期间定期检查肝肾功能和血常规，尤其是初始用药一周内需检测血常规以防出现严重的粒细胞缺乏症。孕妇及哺乳期妇女禁用。

5. 环磷酰胺

副作用有骨髓抑制，可引起白细胞和血小板减少，与剂量有关，停药后可以恢复。粒细胞减少时，可能增加各种感染的机会。胃肠道反应包括食欲下降、恶心，甚至呕吐。环磷酰胺有膀胱毒性，部分患者可出现出血性膀胱炎，故用药期间应注意多增加水的摄入。环磷酰胺有致癌、致畸、致突变作用，其他还有脱发、性腺抑制、心脏毒性、肝肾毒性、口腔炎、药物性皮炎等。用药期间应严密监测血常规和肝肾功能，出现严重骨髓抑制则禁用。妊娠期禁用，欲生育的妇女必须停药3～6个月才可怀孕，以免引起畸胎。

6. 甲氨蝶呤

不良反应有胃肠道反应，最常见为恶心、呕吐、腹泻；可有白细胞、血小板减少或巨幼细胞性贫血，严重时出现全血细胞的减少。肺部病变极罕见，可引起急性肺病、药物性间质性肺炎。妊娠早期使用可导致畸胎。其他有肝肾毒性、口腔炎、皮肤损害、诱发肿瘤等。使用甲氨蝶呤应每3个月定期检查肝肾功能，肝肾功能不全患者禁用，每月定期检查血常规，血细胞计数一旦明显降低，要立即停药。妊娠期禁用，欲生育的妇女必须停药3~6个月后才可怀孕。另外，服药24小时后可服用叶酸片以减少副作用的发生。如果出现严重口腔炎可适当增加叶酸的用量。

7. 环孢素

肾毒性和高血压是环孢素最主要的两大不良反应。老年患者用药前有肾损害或高血压的，则肾毒性发生的危险性高，肾病综合征患者出现肾毒性风险增加。长期用药患者应进行血清尿素氮和肌酐水平监测。环孢素治疗的患者约20%会出现高血压，通常程度较轻。环孢素相关高血压多见于晚间，可伴有夜间头痛，通常药物减量对其有效。胃肠道不适最为常见，恶心、呕吐、腹泻见于3/4患者中，多毛症、痤疮、牙龈增生较为常见，发生于20%~50%患者中，通常减药后即可好转。下列患者应禁用环孢素：肿瘤患者或既往有肿瘤病史者、未能有效控制的高血压、肾功能不全、肝功能异常、严重感染、癫痫、孕妇和哺乳期妇女。用药期间应注意监测该药的血药浓度。

8. 沙利度胺

沙利度胺的不良反应以致畸作用最为严重，小到100mg/d用药34~50天即可致胎儿畸形，除海豹肢症外还有消化道（如十二指肠狭窄、食管瘘）、神经管、眼耳的异常、血管瘤等，所以妊娠妇女禁用。外周感觉神经炎也较严重且常见，表现为手足对称性麻木、烧灼样疼痛和感觉丧失，如出现上述症状应停药。还可见头昏、嗜睡、倦怠、口干、便秘等，但一般不严重。故建议患者临睡前服用。服药期间避免从事高空作业或危险作业。

四、生 物 制 剂

部分患者因病情需要使用生物制剂控制病情。目前常用的生物制剂有肿瘤坏死因子 α 拮抗剂、抗白细胞介素 –6（IL–6）受体抗体等。在使用生物制剂前要注意筛查是否有结核、乙肝等疾病，在使用过程中应注意定期复查全胸片、血常规、肝肾功能。如果出现发热、咳嗽等症状，应立刻就医。

第三节 常见中西药物服药误区

一、同时服用两种或两种以上非甾体抗炎药或加大药物剂量、缩短服用间隔时间，可以更好地缓解疼痛

有的患者知道口服非甾体抗炎药能够缓解关节

疼痛，同时又惧怕糖皮质激素的副作用，在关节肿痛剧烈时口服两种甚至多种非甾体抗炎药可以更好地缓解疼痛。而大部分非甾体抗炎药是非处方药物，一般药店都能买到，因此常可见到自行口服多种止痛药的患者。这种观点是错误的。同时服用多种非甾体抗炎药，治疗作用不增加，但副作用是大大增加的。超剂量服用药物或缩短服用间隔时间会增加药物不良反应的发生率，增加药物体内蓄积性中毒的机会。所以在服用非甾体抗炎药时，如果临床症状缓解不理想，应该听取医师意见调整药物的用法，而不是自行调整。

二、药物空腹服用效果更好

空腹时药物在胃内刺激胃液分泌，引起胃的蠕动，胃黏膜供血多，具备使药物充分吸收的条件，能快速地发挥药物效能。一般来说没有特殊规定的药物空腹服用好，因为食物可以延缓药物吸收，所以一般尽量空腹服用。但是对胃有刺激性或有胃病的人可以饭后吃药，像非甾体抗炎药、激素、甲氨蝶呤等药物。对于类风湿关节炎患者来说，有的患有胃溃疡等疾病需要服用抑制胃酸药，则尽量在饭前半小时服用。服用中药时，如为补益药为主，多要空腹服，活血化瘀药要饭后服，因中药煎剂多味苦涩，很多患者服后感觉胃部不适，所以建议大部分中药饭后服用，一般饭后半个小时至一个小时服用为宜。

三、糖皮质激素分次服用副作用小

部分类风湿关节炎患者需要服用激素以缓解关节肿痛。在服用激素时，有的患者认为把激素分次服用可以减少副作用。但是每日分次口服激素对下丘脑–垂体–肾上腺轴（HPA）的抑制很明显，长期使用带来的合并症很多。而每日晨间8时左右服用激素模拟了正常的皮质激素分泌的规律，不致影响正常的昼夜分泌，但长效激素如地塞米松、倍他米松等血浆半衰期长，即使每日晨间给药，亦对HPA轴产生抑制作用，所以不适合长期口服。大多数激素口服后容易被吸收，如强的松口服后可吸收80%~90%，而且不受进食的干扰，考虑到激素类药物对胃肠道的刺激，以餐后服用为宜。当然根据病情，有部分患者需要分次口服激素以改善夜间关节症状，应该听从医生意见。

四、中药副作用小，不需要检测血常规、肝肾功能等

很多人认为西药副作用大，中药副作用小，所

以长期服用中药也不监测血常规、肝肾功能等。其实中药大部分有效成分比较复杂，如生物碱、皂素、鞣酸质，挥发油等。既然是药，其多数则会有不同程度的副作用。大部分治疗类风湿关节炎的中药副作用比人工合成的西药要小些，但也有些药物有毒性，如：麻黄、细辛、附子、生川乌、生草乌、生半夏、生天南星、蜈蚣、全蝎、延胡索、山慈菇、雷公藤、青风藤、徐长卿等。当使用这些药物时必须慎重，在医师指导下服用，注意在煎药时注意先煎、久煎。如需长期服用应定期监测血常规、肝肾功能等安全性指标。

第五章
医患互动空间

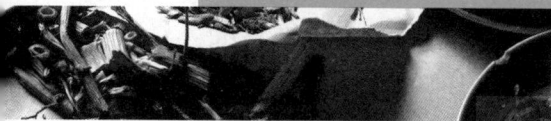

第一节　专家答疑

1. 关节痛就是类风湿关节炎吗？

在日常生活中，大部分人都曾有过关节疼痛的经历。但是，"关节痛就是类风湿关节炎"的说法是错误的。造成关节疼痛的原因有很多，除类风湿关节炎以外，还有很多种疾病可以出现关节疼痛的症状。

例如，外伤后的半月板损伤、骨性关节炎均可引起膝关节的疼痛不适；强直性脊柱炎、股骨头坏死等疾病可出现髋关节部位的疼痛；肩关节周围炎、外伤后的肩袖撕裂可导致肩关节的疼痛。上述疾病与类风湿关节炎有着本质的区别，但均可引起关节疼痛。类风湿关节炎除了有关节疼痛外，尚有关节肿胀、对称性、晨僵等特点。

2. 如何发现类风湿的早期症状？

早期类风湿关节炎的主要症状包括有：关节晨僵、关节痛与压痛、关节肿、关节活动障碍。

患者早晨起床后，病变的关节感觉到僵硬不适、如胶黏着的感觉，从而影响翻身、扣衣扣、握拳等活动，这种僵硬感在关节活动或热水外敷后可有所缓解，此现象称为"晨僵"。有超过95%的类风湿关节炎患者可出现晨僵现象，且晨僵时间一般可超过1小时。

类风湿关节炎引起的关节疼痛主要集中在手指关节、腕关节等小关节，表现为双手对称性疼痛，疼痛持续存在，但时轻时重。患者自觉疼痛的关节在医师进行检查时会发现伴有按压痛。当病情严重时，医师对关节的按压可引起患者因疼痛而产生躲避反应。

类风湿关节炎所引起的关节肿痛和结构破坏都可引起关节的活动障碍，如握力下降、梳头困难、行走困难等等。关节活动障碍严重的患者，其日常生活的自理和参与工作的能力均受影响。

3. 类风湿关节炎会遗传吗？

类风湿关节炎的发病确实与遗传因素有关，然而并非是遗传病。类风湿关节炎患者大可不必为自己的孩子是否会遗传该病而烦恼，因为除了遗传因素以外，类风湿关节炎的发病还与感染等环境因素、患者个体的免疫功能紊乱等其他因素有关。作为家长，我们应正确认识这种疾病，如果孩子确实出现了类风湿关节炎的早期症状，应及时带其前往风湿免疫科就诊，并寻求专科医生的诊断与治疗。

4. 得了类风湿关节炎怎么办？

很多患者发现关节肿痛等症状时，会首先前往骨科或普通内科就诊，但是非专科治疗往往得不到及时、正确的诊断及治疗。患者应前往正规医院的风湿免疫专科就诊。

在初次就诊时，患者应尽可能选择晨起空腹时前往医院，因为诊断类风湿关节炎需进行抽血化验。同时，患者应携带平时的体检报告，并告知医生自己的药物食物过敏史。

当确诊为类风湿关节炎后，患者首先需树立治疗疾病的信心，做好"长期作战"的准备，配合医生积极治疗。类风湿关节炎并不可怕，只要接受正规诊疗，患者完全可以保持长期稳定的生活状态。

在用药过程中，患者应关注自己身体的各方面变化情况，如关节疼痛的缓解情况、是否出现皮疹、有无恶心呕吐厌食等症状。根据医生建议，定期复诊，将用药后自己的体会告诉医生。

5. 如何判断类风湿关节炎病情活动?

如果能够在就诊时告知医生自己的疾病活动度将有利于医生对病情的评估并制定相应的治疗方案。目前类风湿关节炎的疾病活动度是通过专用软件计算得出的。方法如下。

第一步：打开此链接：http://www.4s-dawn.com/DAS28/DAS28.html，出现以下网站。

（http://www.4s–dawn.com/DAS28/DAS28.html）

第二步：填写ESR（血沉）或CRP（C反应蛋白）值。

（http://www.4s–dawn.com/DAS28/DAS28.html）

第三步：对自己的总体健康状况进行评分：0分表示自觉非常健康，100分表示自觉健康情况极度糟糕。在下图所示的小方框输入自己的数字或点击并移动活动条即可。

（http://www.4s–dawn.com/DAS28/DAS28.html）

第四步：在小方框中点击选择压痛及肿胀的关节（左图为压痛关节，右图为肿胀关节）。

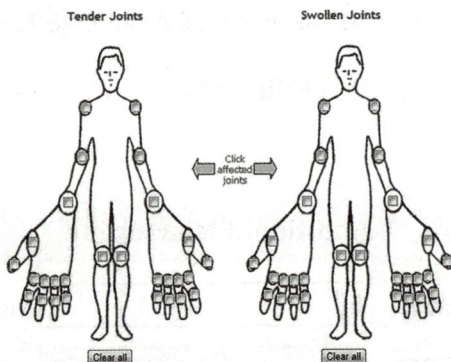

（http://www.4s–dawn.com/DAS28/DAS28.html）

第五步：提交并计算。（点击"calculate"即可，右侧出现的数值即为疾病活动度评分）疾病活动度判断标准：＞5.1为重度活动；3.2～5.1为中度活动；2.6～3.2为低度活动；＜2.6为临床缓解。

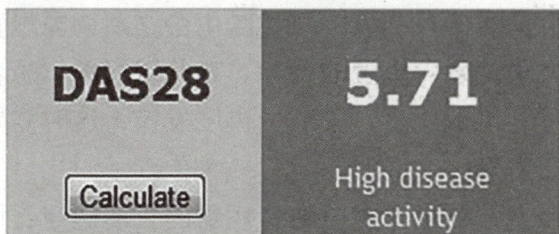

（http://www.4s-dawn.com/DAS28/DAS28.html）

6. 类风湿关节炎能治愈吗？

类风湿关节炎与高血压、冠心病等疾病一样，是一种不能完全治愈的慢性病。但是通过专科医生的合理治疗配合患者的生活方式调整，类风湿关节炎患者可以逐渐减少各种口服药物的剂量，并最终达到最小药量维持病情的长期稳定状态。

7. 治疗类风湿关节炎有哪些种类的药物？

目前用于治疗类风湿关节炎的药物大致可分为：非甾体抗炎药（NSAIDs）、糖皮质激素、慢作用抗风湿药（DMARDs）、生物制剂等几个大类。在治疗类风湿关节炎时，医生通常会给病人开具数种药物联合治疗，这是因为各类药物的治疗作用是不同的。

8. 类风湿关节炎病人要终生服药吗？

类风湿关节炎是一种慢性病，通过有效治疗可以维持病情的长期稳定，但不能"断根"。当患者的关节炎病情持续缓解时，医生会逐渐调整患者的治疗方案，减少患者的药物。在此过程中，患者的病情可能出现反复，关节炎再度发作，这时需要再次加药治疗。

在少数的患者中，随着病情的长期稳定，可以停药观察。但如再次出现关节肿痛症状，则需立即专科治疗。

9. 治疗类风湿关节炎的哪些药物可以逐渐减药停药？

非甾体抗炎药及糖皮质激素作为抗炎药物，主要治疗类风湿关节炎所引起的关节肿痛、发热、乏力等症状，也就是患者口中常说的"止痛药"。

常见的非甾体抗炎药包括：美洛昔康、双氯芬酸钠、塞来昔布、洛索洛芬、吲哚美辛等，常见的糖皮质激素包括：泼尼松、甲泼尼龙、地塞米松、倍他米松等。这些药物的主要副作用是胃肠道反应、消化道溃疡、肾毒性、骨质疏松等，不宜长期应用。在关节肿痛等症状控制后可逐渐撤减这类药物的使用剂量，并最终停药。

10. 治疗类风湿关节炎的哪些药物需要长期维持用药呢？

以非甾体抗炎药和糖皮质激素为代表的抗炎药物并不能阻止类风湿关节炎病情的逐步进展。所以在治疗类风湿关节炎时，医生还会给病人开具"慢作用抗风湿药"。慢作用抗风湿药的主要特点是起效速度慢，但可影响患者的自身免疫过程，阻止或延缓类风湿关节炎病情的进一步发展。

常见的慢作用抗风湿药包括：甲氨蝶呤、来氟米特、羟氯喹、柳氮磺吡啶、雷公藤多苷、白芍总苷等。慢作用抗风湿药对类风湿关节炎病情的控制作用是非甾体抗炎药和糖皮质激素所不能替代的，所以这类药物不能随便减量或停药，需要长期维持用药。

11. 类风湿关节炎是不是仅是关节病变？

类风湿关节炎是一种全身自身免疫性疾病，以关节肿胀疼痛、晨僵及功能受限为主要表现。但本病并不局限于关节病变，全身各器官和系统都可能受到它的损害，严重者可能危及患者生命。

12. 类风湿关节炎会影响生命吗？

类风湿关节炎出现关节以外的损害时表明病情较重，当影响肺、心、血液系统等重要器官和系统时，甚至可能危及患者的生命。

肺间质病变是类风湿关节炎的一种常见的关节外病变。随着疾病的发展，患者可出现逐渐加重的呼吸困难，在体力活动后尤其明显。肺间质病变的晚期，患者可因呼吸衰竭而死亡。随着影像学技术的发展，类风湿关节炎继发的肺间质病变可于病变早期被发现，合理的治疗可以阻止或延缓肺间质病变的不断进展。

类风湿关节炎也可影响心脏，表现为心包炎、心包积液等，患者可出现急性的心慌胸闷、呼吸困难等症状。心包积液重症患者可发生心包填塞而危及生命。心脏彩超有助于发现类风湿关节炎继发的心脏病变。

类风湿关节炎还可引起血液系统病变，此类患者可通过血常规检查发现白细胞、血小板减少等异常。严重的白细胞减少会增加患者发生感染的风险，而重症感染可导致患者的死亡。严重血小板减少的患者可出现牙龈、皮下自发性出血，当出现脑出血时，可迅速危及患者生命。

13. 类风湿关节炎会侵犯脊柱吗？

类风湿关节炎会侵犯脊柱中的寰枢关节，造成寰枢关节半脱位或全脱位。存在此病变时，患者常表现出颈部疼痛、僵直、肢体活动障碍等症状。

连接大脑的脊髓是从寰枢关节中通过的，脊髓中包含了管理呼吸、心跳的神经中枢。当寰枢关节发生脱位时，可压迫脊髓，造成患者呼吸、心跳骤停，从而导致患者猝死。所以，当出现类风湿关节炎的寰枢关节病变时，患者应及时就诊。

14. 类风湿关节炎一定会残疾吗?

类风湿关节炎可引起关节结构的破坏并最终导致关节畸形。所以未接受正规治疗的类风湿关节炎患者，在其病情晚期会出现活动不便甚至残疾。

医学发展至今，类风湿关节炎虽然不可治愈，但完全可以有效地控制病情的发展。通过风湿免疫专科医师的正规治疗，大部分类风湿关节炎患者不会致残。

15. 类风湿关节炎病人为什么常常会有口眼干燥症状?

类风湿关节炎患者容易合并发生干燥综合征。干燥综合征是一种主要侵犯外分泌腺体（如泪腺、唾液腺）的自身免疫性疾病，无法缓解的口干、眼干是本病的主要临床表现。

当类风湿关节炎患者出现口干、眼干症状时应警惕是否存在干燥综合征，此时应完善干燥综合征的相关检查。

16. 干燥综合征如何诊断?

干燥综合征的相关检查包括：自身抗体谱检查、泪流量测定、泪膜破裂时间测定、唾液流量测定、腮腺造影检查、唇腺病理检查等。自身抗体谱中的抗SSA抗体、抗SSB抗体阳性可作为类风湿关节炎合并干燥综合征的重要辅助诊断手段之一。当患者的上述抗体阳性时，应常规进行眼科/口腔科的相关检查。

对于类风湿因子明显增高的类风湿关节炎患者，也应常规进行眼科/口腔科及血清免疫学方面的相关检查，以避免漏诊干燥综合征，防止病情恶化及关节外损害。

17. 类风湿因子高就是类风湿关节炎吗？

类风湿因子是诊断类风湿关节炎的重要血清学标志之一。但类风湿因子并不仅仅出现在类风湿关节炎中，类风湿因子高也并不一定就是类风湿关节炎。

正常老年人也可出现类风湿因子阳性，而且随着年龄的增长，类风湿因子的阳性率也越发增高。正常老年人血清中的类风湿因子通常是低滴度的（不超过正常上限的3倍）。

其他疾病中也可出现类风湿因子阳性。例如，在干燥综合征患者中，出现类风湿因子阳性的比例高达50%；系统性红斑狼疮患者中也有近30%的比例可出现类风湿因子阳性。感染性疾病的患者，如细菌性心内膜炎、结核、麻风病等，以及某些肿瘤病人，也可出现类风湿因子的阳性。

所以，类风湿因子高并不意味着一定是类风湿关节炎。

18. 为什么有的医生说我是类风湿关节炎，但风湿科医生却说不是？

许多关节疼痛的患者在去风湿免疫科就诊前，也曾在别的科室就诊过，并被诊断为"类风湿""风湿""类风湿关节炎""风湿性关节炎"等疾病。而当患者在风湿免疫科就诊时，专科医生却告知并不是类风湿关节炎。

类风湿关节炎的诊治十分严谨，结合现阶段国内外的研究结果，风湿科医生针对类风湿关节炎已形成了一整套严密的诊断标准及治疗方案。如果不是类风湿关节炎的患者却诊断为类风湿关节炎，并使用了治疗类风湿关节炎的药物，则可能产生严重的不良反应。

所以，当患者仅存在不典型的关节疼痛，而缺乏其他标准时，风湿科医生是不会冒然诊断类风湿关节炎的。

19. 平时在关节保护方面需要注意哪些事项？

在类风湿关节炎病情活动期，患者关节肿痛明显，活动不便。此时患者应尽可能卧床休息，同时配合积极治疗，使类风湿关节炎病情能够得到迅速缓解。患者尤其应注意避免关节区受风受凉及负重劳累。

当类风湿关节炎病情稳定后，患者可逐渐加强对全身各关节的功能锻炼，以预防关节畸形等病变的发生。适合类风湿关节炎患者的运动包括：太极拳、散步、游泳等。针对手指关节的锻炼可进行手关节操训练。功能锻炼的强度以患者不感到劳累为适，切忌过度剧烈的运动，以防止因运动伤害所造成的关节疼痛加重。

体重过重会增加关节的承重负担，加重腰背、膝关节、踝关节等关节区的疼痛不适感，所以对于体重超重的患者应尽可能控制体重。

秋冬季节，室外温度降低，类风湿关节炎患者应更加注意关节保暖，可穿戴护膝等护具进行保护。

20. 类风湿关节炎患者要不要"忌口"？

类风湿关节炎是一种自身免疫性疾病，主要病因为自身免疫紊乱，与患者平时饮食偏好关系较小。

但因为类风湿关节炎患者通常需长期用药治疗，药物不可避免的会对胃肠道产生一些刺激作用。这就要求患者在平时生活中，尽量避免进食过分辛辣刺激的食物，注意保护胃肠道健康。

21. 报纸和电台常有广告称有的医院能根治类风湿关节炎，而且邮购他们的药物后感觉效果很好，甚至比正规医院的疗效都好，是怎么回事呢？

有的不良游医会在所谓的"偏方、神药"（特别是胶囊）中掺入激素的粉剂，因为激素是很强的抗炎药，所以患者在不知情的情况下服用"偏方、神药"后，往往觉得关节肿痛很快缓解。然而当患者停药时，关节肿痛症状又很快加重。这是因为激素只能暂时止痛，不能控制类风湿关节炎病情的发展。所以如果仅仅应用这些所谓的"偏方"治疗，患者最终会出现关节畸形。此外，长期应用激素将导致高血压、血糖血脂升高、消化道溃疡、股骨头坏死、骨质疏松等一系列后果。所以类风湿关节炎患者不可盲目听信所谓的偏方、神药。

在正规医院，医生也会对部分类风湿关节炎患者使用小剂量的中效糖皮质激素治疗，但这只是把激素作为联合治疗的一部分。医生会严格掌握激素的用量和用法，对可能发生的副作用会进行一些防治措施。在大部分患者病情控制后会尽快减停激素，而不是不计后果的长期应用。

22. 治疗类风湿关节炎是中医好还是西医好？

有的类风湿关节炎患者认为中药安全，没有明显的副作用；有的患者认为西药快，中药起效慢；有的患者认为西药治标不治本，中药才是能"除根"的。

其实，中药和西药治疗类风湿关节炎各有特色，如果能把二者很好地结合起来，可以起到

1+1＞2的效果。西药对于控制病情，延缓关节破坏，保护关节功能方面有确切的疗效。而中药在缓解关节症状的同时，还可以对患者的整体情况进行辨证论治，起到对西药减毒增效的作用，并能提高患者的生活质量。所以，对于类风湿关节炎的治疗不能片面强调某一方，而是要综合进行治疗。

23. 生物制剂比传统口服药好吗？

生物制剂是近年来研制出的一类用于治疗免疫性疾病的新型药物，其中多种药物可用于治疗类风湿关节炎。这些药物的主要作用是调节机体的免疫反应，抑制机体的炎症反应。大部分类风湿关节炎患者使用生物制剂后，其关节肿痛症状可迅速缓解。但生物制剂与传统口服药物一样，也不能完全阻断类风湿关节炎患者的病情发展。

24. 有没有服用后立刻起效并控制病情的药物？

类风湿关节炎是一种慢性病，需要长期用药、长期治疗。有部分"急性子"的患者希望能够得到"立竿见影"的疗效，在用药后能够立即起效并控制病情。

相比于慢作用抗风湿药，生物制剂治疗类风湿关节炎起效相对较快。但由于患者的个体化差异，也没有任何一种药物可以保证立刻起效并控制病情。

事实上，类风湿关节炎的治疗是一个"慢工出细活"的过程。一味强调速效，往往却达不到控制病情的目的。作为患者，应首先建立起长期治疗的信心，在医生的指导下坚持用药并定期复诊，不随意减药停药。

25. 在服药过程中有哪些注意事项？

一旦确诊为类风湿关节炎，医生即会为患者开具数种药物进行联合治疗。

非甾体抗炎药主要用于抗炎止痛，这类药物对胃肠道有刺激，可引起胃溃疡等并发症。所以建议患者尽量在餐后服药。

部分病情较重的患者需使用糖皮质激素治疗。此类患者应注意，激素应尽量保持在晨起8点左右顿服，这样可以将激素对人体生理的副作用降低。激素不宜长期应用，随着病情的缓解，患者需遵医嘱逐渐调整激素用量。

常用的慢作用抗风湿药包括甲氨蝶呤、来氟米特、羟氯喹、柳氮磺吡啶、雷公藤多苷、白芍总苷等。在应用这类药物时，患者需定期门诊复诊，检测血常规、肝肾功能的变化情况。一般来说，初始治疗的患者，在用药2周左右需复查相关指标。如结果无明显异常，可将复查间期拉长至4周。如多次检测均无异常，可逐渐拉长复查间期至3个月乃至半年。

类风湿关节炎患者在用药期间，应避免饮酒，注意防寒保暖，预防感冒。尽量避免去人流量大、空气不流通的场所。

用药期间出现任何不适症状，应前往医院就诊。

26. 如果不小心误服了大量甲氨蝶呤怎么办?

甲氨蝶呤是治疗类风湿关节炎的常用药物，一般用法用量为 10～15mg（4～6 片）每周用药一次。甲氨蝶呤有一定毒性，如大量用药可能引起肝肾衰竭、骨髓抑制等严重不良反应，甚至可危及患者生命。

当患者不小心误服大量甲氨蝶呤后，应及时前往医院就诊，由医生进行相关检查并给予治疗。

27. 类风湿关节炎病人可以怀孕吗?

类风湿关节炎患者在病情长期稳定且停用具有致畸作用的药物后可以妊娠。一般来说，患者的关节肿痛完全缓解、血清学炎性指标维持正常半年以上，停用甲氨蝶呤等药物至少三个月后，可考虑妊娠。

类风湿关节炎的病情严重程度与性激素水平之间存在一定相关性。有部分研究发现，妊娠期女性的类风湿关节炎病情不但没有加重，反而可能较怀孕前有所缓解。

28．怀孕期间如果病情复发，可以服用哪些药物?

妊娠期的类风湿关节炎患者应注意加强营养、避免劳累，切忌乱用药物。如患者出现关节肿痛加重，血清炎性指标升高时，在医生指导下可考虑应用泼尼松等中短效激素类药物抗炎止痛。羟氯喹、柳氮磺吡啶等药物对胎儿的影响尚不明确，必要时患者需在充分知情的前提下谨慎使用，建议同时配合叶酸口服。禁用甲氨蝶呤、来氟米特等具有致畸作用的药物。

如类风湿关节炎病情突然加重，出现急性肺间质病变、全身血管炎等关节外严重病变危及患者生命时，需要积极治疗原发病，此时应考虑终止妊娠。

29．围产期有哪些注意事项?

类风湿关节炎患者在产前应定期至妇产科和风湿科门诊复诊，检测胎儿生长发育情况，评估类风湿关节炎病情活动程度。

在生产过程中，原先应用激素治疗的患者，不可突然减药停药。最好由风湿科医生会诊，与妇产科医生共同确定此时期用药方案。

部分抗风湿药物被人体吸收后可分泌至母乳

中。所以在产后哺乳期，如类风湿关节炎患者希望通过母乳喂养，则应在控制类风湿关节炎病情不活动的基础上，选择对母子均安全的药物，如非甾体抗炎药、小剂量糖皮质激素、羟氯喹、柳氮磺吡啶等。

30. 关节腔内注射药物可以避免全身用药，效果也好，可以经常打吗?

如类风湿关节炎患者的全身病情基本稳定，仅仅存在1~2个关节肿痛不适，此时可选择关节腔内注射药物治疗。关节腔局部治疗可以避免全身大剂量用药，治疗效果也可能更加明显。

常见的关节腔穿刺治疗用药包括：复方倍他米松、甲氨蝶呤、玻璃酸钠等。复方倍他米松是一种长效复方激素，主要用于抗炎治疗，用药后在体内被缓慢吸收。关节腔内用药的间歇期至少应保持在3~4个月以上。玻璃酸钠的主要作用是提供关节滑液、修复软骨。该药物通常每年应用3~5次，每次用药间歇期为1周。

关节腔穿刺灌注药物治疗并不能替代全身口服药物治疗，而且也不宜反复多次应用。反复的关节腔穿刺灌注药物，不但会增加局部感染的风险，诱发感染性关节炎，而且会加重关节区软组织的损伤。

31．激素治疗类风湿关节炎会产生很多副作用，我很畏惧，坚决不想用，可以吗?

糖皮质激素，简称激素，是治疗类风湿关节炎的一类常用药物。很多类风湿关节炎患者闻"激素"而"色变"，认为激素有很多副作用，所以拒绝使用激素。

糖皮质激素确实具有一定的副作用，长期应用可导致肥胖、骨质疏松、消化道溃疡等并发症。然而，在医生指导下科学、合理地应用激素，可以最大程度上避免激素的副作用，而发挥其强而有力的治疗作用。

一般认为，类风湿关节炎患者，如炎性指标高、存在关节外病变时，应考虑联合应用糖皮质激素治疗。在病情得到有效控制后，医生会逐渐减少激素的应用剂量，并最终停药。在使用激素治疗的同时，医生会建议患者加用胃黏膜保护药及钙片，尽可能缩短激素用药疗程也有助于预防激素相关的副作用。

科学的应用激素，可为患者带来安全的治疗效果。盲目的抗拒激素，会延误类风湿关节炎病情的治疗时机。

32．什么情况下类风湿关节炎会复发?

通过积极有效的治疗，类风湿关节炎患者病情可以得到迅速缓解。坚持用药、定期复查有助于患者维持病情的长期稳定。然而，某些情况下，原本稳定的关节炎病情也可能复发。

类风湿关节炎病情复发的常见原因包括：减药停药、感染、劳累等。

过快或不适当的减药停药，可能造成类风湿关节炎病情的复发。此时患者需再次加用药物控制病情。患者应遵照医嘱，定期门诊复诊，勿自行减药停药，应由风湿科医生指导调整治疗方案。

感冒、肺炎等病原微生物感染，同样会诱发类风湿关节炎病情的再度反复。此时患者需接受积极的抗感染治疗，并由风湿科医生指导，调整类风湿关节炎的治疗方案。

疲劳、情绪波动等其他一些生活因素亦可引起类风湿关节炎的病情反复。所以，类风湿关节炎患者平时应注意劳逸结合、调畅情志，以预防病情的复发。

33. 什么情况下需要关节置换？

晚期类风湿关节炎患者，如出现关节固定，无法屈伸活动，严重影响生活质量时，可考虑行关节置换手术。常见的可置换关节包括膝关节、髋关节等。关节置换材料主要为陶瓷及金属，具有一定使用年限。当超出材料使用年限后，患者需接受二次置换手术。

34. 关节置换后是不是可以不用服药了？

类风湿关节炎是一种全身性疾病，受累关节几乎遍布全身，同时可能合并有关节外症状。

目前关节置换手术主要针对的还是大关节，如膝关节、髋关节等。手指关节、腕关节等小关节，因为其构造复杂，针对此类关节的置换手术并未广泛开展。同时，类风湿关节炎所继发的肺间质病变等关节外症状，也不会因为进行了关节置换手术而缓解。

所以，无论是否进行了关节置换手术，针对类风湿关节炎的治疗仍然需要继续进行，患者不可随便停药。

第二节　名 医 名 院

1. 华北地区

所在地	医院名称	医院地址	姓名	职称
北京	中国中医研究院广安门医院	北京市西城区北线阁5号	路志正 胡荫奇 姜　泉	主任医师 主任医师 主任医师
	中国中医研究院西苑医院	北京市海淀区西苑操场1号	房定亚 周彩云	主任医师 主任医师
	北京中医药大学东方医院	北京市丰台区方庄芳星园一区6号	朱跃兰 孟凤仙	主任医师 主任医师

续表

所在地	医院名称	医院地址	姓名	职称
天津	天津中医药大学第一附属医院	北院：南开区鞍山西道314号 南院：西青区昌凌路88号	张洪鹏 刘 维	主任医师 主任医师
	天津市中医药研究院附属医院	天津市红桥区北马路354号	张宗礼	主任医师
河北	河北省中医院	河北省石家庄市中山东路389号	施光其 罗亚萍	主任医师 主任中医师
山西	山西省人民医院	山西省太原市双塔寺东街29号	房丽华 刘晓萍	主任医师 副主任医师
内蒙古	内蒙古自治区人民医院	内蒙古呼和浩特市昭乌达路20号	杨书彦 李国华	主任医师 副主任医师

2. 华东地区

所在地	医院名称	医院地址	姓名	职称
上海	上海中医药大学附属龙华医院	上海市宛平南路725号	陈湘君 苏 励	主任医师 主任医师

续表

所在地	医院名称	医院地址	姓名	职称
上海	上海市中医院	上海市芷江中路274号	沈丕安 苏　晓 杨旭明	主任医师 主任医师 副主任医师
	上海中医药大学附属曙光医院	上海市浦东新区张衡路528号 上海市黄浦区普安路185号	杨光辉 潘　新	主任医师 副主任医师
江苏	江苏省中医院	南京市秦淮区汉中路155号	金　实 钱　先 汪　悦 纪　伟 陆　燕	主任中医师 主任中医师 主任中医师 主任中医师 主任中医师
	苏州市中医医院	苏州市苍浪新城杨素路18号	高忠恩 刘秋红	主任中医师 主任医师
	南通良春中医医院	南通经济技术开发区上海东路68号	朱婉华	主任医师
	无锡市中医院	无锡市中南西路8号	陶　娟 徐　雯 程　立	主任医师 副主任中医师 副主任中医师
浙江	浙江省中医院	杭州市上城区邮电路54号	宋欣伟 戴巧定	主任医师 副主任医师

续表

所在地	医院名称	医院地址	姓名	职称
福建	厦门市中医院	厦门市仙岳路1739号	陈进春 赵亚清	主任医师 主任医师
山东	山东中医药大学附属医院	济南市文化西路42号	张鸣鹤 周翠英 尹玉茹	主任医师 主任医师 主任医师
	青岛大学附属医院	市南院区江苏路16号 崂山院区崂山区海尔路59号 西海岸院区五台山路1677号 市北院区嘉兴路7号	王吉波 刘　斌	 主任医师 副主任医师

3．华南地区

所在地	医院名称	医院地址	姓名	职称
广东	广东省中医院	广州市大德路111号	黄海春 何羿婷 邓兆智	主任医师 主任医师 主任医师
	深圳市中医院	深圳市解放西路3015号	张剑勇 邱　侠	主任医师 主任医师

续表

所在地	医院名称	医院地址	姓名	职称
广西	广西中医药大学附属第一医院	南宁市东葛路89-9号	吴金玉 向彩春	主任医师 主任医师
海南	海南省中医院	海口市美兰区和平北路47号	谈　平 曾翠青	主任中医师 副主任医师

4. 华中地区

所在地	医院名称	医院地址	姓名	职称
河南	河南中医药大学第一附属医院	郑州市人民路19号	王济华 冯福海 周　全	主任医师 主任医师 主任医师
	河南省中医院	郑州市东风路6号	孟庆良	副主任医师
安徽	安徽中医药大学第一附属医院	合肥市包河区马鞍山路与南一环交口	刘　健 黄传兵	主任医师 主任医师
湖南	湖南中医药大学第一附属医院	长沙市韶山中路95号	范伏元 王莘智 徐豫湘	主任医师 主任医师 副主任医师
湖北	湖北省中医院	武汉市武昌区花园山4号	杨德才 李慧玲	主任医师 主任医师

5. 西北地区

所在地	医院名称	医院地址	姓名	职称
新疆	伊犁哈萨克自治州中医医院	新疆伊犁州伊宁县斯大林街70号	涂志华 张　明 田孟江	主任医师 主治医师 主治医师
	新疆维吾尔自治区中医医院	乌鲁木齐市天山区中山路388号	照日格图 王海云	主任医师 主任医师
陕西	陕西省中医医院	西安市莲湖区西华门大街4号	党建军	主任医师

6. 东北地区

所在地	医院名称	医院地址	姓名	职称
辽宁	辽宁中医药大学附属医院	沈阳市皇姑区北陵大街33号	曲淑琴 高明利	主任医师 主任医师
黑龙江	黑龙江中医药大学附属第一医院	哈尔滨市香坊区和平路26号	李泽光 佟　颖	主任医师 主任医师
吉林	长春中医药大学附属医院（吉林省中医院）	长春市朝阳区工农大路1478号	王成武 王颖航	主任医师 主任医师

7. 西南地区

所在地	医院名称	医院地址	姓名	职称
重庆	重庆市中医院	南桥寺院部：重庆市江北区盘溪七支路6号	吴　斌 周小莉	主任医师 副主任医师
四川	成都中医药大学附属医院（四川省中医院）	成都市金牛区十二桥路39号	高永翔 李　媛	主任医师 副主任医师
云南	云南省中医医院	昆明市光华街120号	彭江云 吴　洋 汤小虎	主任医师 主任医师 主任医师
贵州	贵州省中西医结合医院	贵阳市云岩区飞山街32号	钟　琴 刘正奇 姚血明	主任医师 主任医师 副主任医师